Hippokrates

Jean Sutton
Pauline Scott

Die Optimierung der Kindslage

3., unveränderte Auflage

Übersetzt von
Jenny K. Toussaint

20 Abbildungen

Hippokrates Verlag · Stuttgart

Bibliographische Information – der Deutschen Nationalbibliothek
Die Deutsche Nationalbibliothek verzeichnet diese Publikation in der Deutschen Nationalbibliografie; detaillierte bibliografische Daten sind im Internet über http://dnb.d-nb.de abrufbar.

Titel der Originalausgabe:
Understanding and Teaching
Optimal Foetal Positioning. 2nd rev. ed.

Anschrift der Übersetzerin:
Jenny K. Toussaint
Urftseestraße 68
53937 Schleiden-Gemünd

Unsere Homepage:
www.hippokrates.de

Printed in Germany

Lektorat: Dr. Renate Reutter
Umschlaggestaltung: Thieme Verlagsgruppe
Verwendete Fotos von: Jupiterimages GmbH, Ottobrunn/München
Satz: Photocomposition Jung, F-67420 Plaine
gesetzt in Typoscript
Druck: Offizin Andersen Nexö Leipzig GmbH, Zwenkau

ISBN 978-3-8304-5489-2 1 2 3 4 5 6

Wichtiger Hinweis: Wie jede Wissenschaft ist die Medizin ständigen Entwicklungen unterworfen. Forschung und klinische Erfahrung erweitern unsere Erkenntnisse, insbesondere was Behandlung und medikamentöse Therapie anbelangt. Soweit in diesem Werk eine Dosierung oder eine Applikation erwähnt wird, darf der Leser zwar darauf vertrauen, dass Autoren, Herausgeber und Verlag große Sorgfalt darauf verwandt haben, dass diese Angabe dem Wissensstand bei Fertigstellung des Werkes entspricht.

Für Angaben über Dosierungsanweisungen und Applikationsformen kann vom Verlag jedoch keine Gewähr übernommen werden. Jeder Benutzer ist angehalten, durch sorgfältige Prüfung der Beipackzettel der verwendeten Präparate und gegebenenfalls nach Konsultation eines Spezialisten festzustellen, ob die dort gegebene Empfehlung für Dosierungen oder die Beachtung von Kontraindikationen gegenüber der Angabe in diesem Buch abweicht. Eine solche Prüfung ist besonders wichtig bei selten verwendeten Präparaten oder solchen, die neu auf den Markt gebracht worden sind. Jede Dosierung oder Applikation erfolgt auf eigene Gefahr des Benutzers. Autoren und Verlag appellieren an jeden Benutzer, ihm etwa auffallende Ungenauigkeiten dem Verlag mitzuteilen.

Geschützte Warennamen (Warenzeichen) werden nicht besonders kenntlich gemacht. Aus dem Fehlen eines solchen Hinweises kann also nicht geschlossen werden, dass es sich um einen freien Warennamen handelt.

Anmerkung

„Die Optimierung der Kindslage“ wurde von den Autorinnen veröffentlicht, um allen, die in der Geburtshilfe tätig sind, zu helfen, das Konzept der optimalen Kindslage zu verstehen. Die vorgestellten Methoden sind als Ergänzung zur normalen Schwangerenbetreuung gedacht und treffen möglicherweise nicht auf alle Frauen und alle Schwangerschaften zu. Insbesondere kann es medizinische Gründe geben, bei denen die vorgestellten Methoden ein Sicherheitsrisiko für die Frau und/oder ihr ungeborenes Kind beinhalten. In jedem Fall empfehlen wir schwangeren Frauen, ihre professionellen geburtshilflichen BetreuerInnen zu konsultieren. Die Autorinnen übernehmen keine Verantwortung für Verletzungen oder Schäden, die Frauen bzw. Neugeborene während Schwangerschaft, Geburt oder zu anderen Zeitpunkten erleiden können.

Allen Frauen und Kindern gewidmet,
die uns ein besseres Verständnis
des Geburtsprozesses ermöglicht haben.

Vorwort

„So wie wir den Blumen vertrauen, sich dem neuen Leben zu öffnen, so können wir der Geburt vertrauen", lautet ein anonymes Zitat. Wie schön wäre das!

Für viele Frauen, besonders für diejenigen, die ihr erstes Kind bekommen, zerbricht die Vorstellung einer ganz normalen, unkomplizierten Geburt, wenn während der Wehen entdeckt wird, dass sich der Fetus in der hinteren Hinterhauptslage (h. HHL) befindet. Die Wahrscheinlichkeit einer medikalisierten Entbindung rückt bedrohlich näher und der Traum von einer schönen Geburt ist geplatzt.

Dieser Fall ist nicht selten. Denn wenn sich 50 Prozent der Babys in der häufigsten Lage, der vorderen Hinterhauptslage (v. HHL) befinden, ist klar, dass die anderen 50 Prozent nicht in einer optimalen Position für die Geburt sein können. Bei einigen davon wird dies allein aufgrund komplizierender medizinischer Faktoren (Placenta praevia, EPH-Gestose, Steißlage usw.) so sein.

In einem hohen Prozentsatz dieser Fälle handelt es sich um okzipito-posteriore Schädellagen. Wie oft fühlen wir uns hilflos, wenn wir Frauen begleiten, die eine protrahierte Geburt mit quälenden Rückenschmerzen erleben? Wir können dann wenig mehr als Schmerzmittel und Geduld anbieten, während wir uns dem (meist) unvermeidbaren Ende, dem Kaiserschnitt, der Zangengeburt bzw. Vakuumextraktion, nähern. Oft gleicht der Kreißsaal dann weit mehr einer Intensivstation als einem Ort, an dem das neue Leben gefeiert wird.

Dieses Buch sucht nach den Gründen für den hohen Prozentsatz der Fehlhaltungen von Feten in der modernen Geburtshilfe, damit Hebammen, Physiotherapeuten, Ärzte und all diejenigen, die sich um die Gesundheit und das Wohlergehen der Schwangeren und ihrer Babys bemühen, die „Geburtsergebnisse“ wirklich verändern und die inakzeptabel hohen Raten der medikalisierten Geburten verringern können. Dann nämlich könnten Frauen die Geburtserfahrungen machen, die sie sich erhoffen und wünschen. Das Vertrauen in die Geburt wie in die Öffnung einer Blüte wird nicht länger ein frommer Wunsch bleiben, sondern ein realistisches Ziel.

Jean Sutton
Pauline Scott

Inhalt

Anhang

Grundlagen

Ausgangssituation

Die Position des Kindes im weiblichen Becken am Ende der Schwangerschaft hat einen großen Einfluss auf den Geburtsprozess. Daher ist es sinnvoll, den Feten schon vor Wehenbeginn zu ermutigen, sich in die günstigste, d. h. die okzipito-anteriore Schädellage zu begeben, da in dieser Position die Wahrscheinlichkeit medizinischer Interventionen verringert wird.

Die Fehlhaltungen des kindlichen Kopfes im mütterlichen Becken können vor der Geburt schon zu Problemen führen (Übertragung), aber auch während der Eröffnungs- und Austreibungsphase (eine verzögerte Geburt mit Rückenschmerzen erfordert oft Schmerzmittel, was wiederum die Chance einer geburtshilflichen Operation erhöht) sowie im Wochenbett (der Prozess des Bonding und das Stillen sind oft erschwert, wenn Mutter und Baby sich von der Geburt erholen müssen).

All denjenigen, die in der Geburtshilfe tätig sind, sind die Probleme der kindlichen Fehlhaltungen, speziell der okzipito-posterioren Lage im Becken, bekannt. Bisher wurde die okzipito-posteriore Lage unter der Geburt als „Pech" für die Frau betrachtet, besonders wenn es sich um das erste Kind handelte. Abgesehen von der Ermutigung, sich auf allen vieren während der Wehen zu bewegen, damit das Kind sich im Becken drehen kann, gab es keine praktikablen Ratschläge, wie man die hintere Hinterhauptslage von vornherein *vermeiden* könnte, d. h. noch bevor der Fetus am Ende der Schwangerschaft in den Beckeneingang eintritt.

Die **Optimierung der Kindslage** ist der Terminus, der von BIRTH CONCEPTS geprägt wurde, um die günstigste Position, die das Baby vor Wehenbeginn einnehmen kann, zu beschreiben.

Mit Hilfe dieses Konzepts können Hebammen lernen, wie sie die Chancen auf eine spontane und effiziente Geburtserfahrung bei den von ihnen betreuten Frauen erhöhen können. Nicht nur die Frau profitiert von einer normalen, unkomplizierten Entbindung, auch das Baby übersteht bei optimaler Lage seine Reise durch das mütterliche Becken ohne ein übermäßig großes Trauma. Ein zusätzlicher Pluspunkt ist auch die wesentlich größere Zufriedenheit der Hebammen, wenn der Stress, der bei verlängerten und schwierigen Geburten entsteht, verringert wird.

Es ist beunruhigend, dass die Rate der geburtshilflich assistierten Geburten in den meisten westlichen Industrieländern steigt. Obwohl die sogenannte **Aktive Geburt** seit den frühen 80-er Jahren propagiert wird, heißt das noch lange nicht, dass diese auch im großen Rahmen praktiziert wird.

An den wenigen Orten, an denen zur Aktiven Geburt ermutigt, und diese auch verstanden und praktiziert wird, reduziert sich die Rate der medikalisierten Geburten in der Regel. Das gilt besonders für Frauen, die sich während der Schwangerschaft auf eine Aktive Geburt vorbereiten. Die Idee der Aktiven Geburt verhilft Frauen dazu, aktive Gebärende zu werden. Sie werden ermutigt, sich über Wahlmöglichkeiten unter der Geburt zu informieren und ihre Entscheidungen bei denen, die sie betreuen, auch durchzusetzen. Die Frauen lernen aktive und aufrechte Stellungen sowie

Bewegungen für die Geburt kennen, die den Geburtsprozess fördern. Jedoch ist es rätselhaft, dass, während sich die Ergebnisse durch das Konzept der Aktiven Geburt verbessern, noch immer so viele Babys in der okzipito-posterioren Lage bleiben – so dass die Geburten schwieriger sind und ein erhöhter Bedarf an Interventionen besteht. Hier nun greift das Konzept der Optimierung der Kindslage, da es die Rate der unkomplizierten, physiologischen Geburten erhöht, sobald nach seinen Prinzipien gehandelt wird.

Die Optimierung der Kindslage läßt sich besser verstehen, wenn wir das Leben der modernen Frau in den westlichen Industrieländern betrachten. Das Bild wird klarer, wenn wir uns die Korrelation zwischen dem Wandel des Lebensstils während der letzten 20 Jahre und den gleichzeitig zunehmenden Fehlhaltungen des Feten im weiblichen Becken vor Augen führen. Hier kann die Optimierung der Kindslage unser Verständnis und unser Vorgehen bei der Aktiven Geburt vertiefen und die viel zu häufig vorkommenden Fehlhaltungen am Ende der Schwangerschaft verringern.

Durch die Integration unserer Methode zur Optimierung der Kindslage in die Ausbildung von Hebammen und GynäkologInnen sowie in die Schwangerenvorsorge und Geburtsvorbereitung kann das Baby durch die Körperarbeit seiner Mutter aktiv dazu ermutigt werden, sich in die optimale Position für die Geburt zu bringen, so dass die Geburtserfahrung für alle Beteiligten unkompliziert und schöner wird.

Die vorderen Hinterhauptslagen/ Okzipito-anteriore Schädellagen

Die günstigsten Lagen, die der Fetus vor Wehenbeginn einnehmen kann, sind die okzipito-anterioren Lagen.

Von diesen Lagen ist die erste vordere HHL (links) die häufigste. Der Grund dafür ist, dass die Gebärmutter ab der 36. Schwangerschaftswoche (SSW) mit dem Fundus nach vorne und leicht nach der rechten Seite des Abdomens hin geneigt ist.[1] Der Rücken des Feten lehnt sich an die Wölbung der mütterlichen Bauchwand an. Aufgrund des Gewichts des kindlichen Rückens kann sich der Kopf des Kindes beugen und sich korrekt ausrichten, so dass der Scheitel (Vertex) zunächst etwas seitlich in den Beckenrand eintritt und dann in die okzipito-anteriore Position rotiert. **Dies ist die optimale Position für eine normale, unkomplizierte Geburt.**

Hin und wieder liegt der Fötus in der zweiten okzipito-anterioren Position (rechts). Liegt der Fetus mehr zur Seite hin als nach vorne, steigen die Chancen, dass er sich nach hinten dreht.

Die hinteren Hinterhauptslagen/ Okzipito-posteriore Schädellagen

Wenn der Fetus vor der Geburt oder bei Geburtsbeginn im hinteren Teil des mütterlichen Beckens liegt (okzipito-posterior), kann der Geburtsprozess anomal verlaufen. Dies trifft insbesondere dann zu, wenn sich der Fetus auf der rechten Seite der Gebärmutter befindet (zweite Lage). In dieser Position liegt der Fetus mit seinem Rücken in der lumbalen Krümmung der mütterlichen Wirbelsäule. Dies führt dazu, dass – zusam-

1 Mündliche Mitteilung der Autorin: das untere Uterussegment neigt sich dagegen zur linken Seite.

men mit dem Gewicht des fetalen Rückens – sich der Hals des Feten strecken und eine gerade (indifferente Haltung) oder Deflektionshaltung annehmen muss. Weil der Kopf deflektiert ist, präsentiert sich der Scheitel am Beckeneingang mit einem größeren Umfang als bei einem Kind in der vorderen, okzipito-anterioren Lage (s. 1 und 2).

Kann der Kopf nicht in den Beckeneingang eintreten oder kann er nicht in die okzipito-anteriore Lage rotieren, nachdem er eingetreten ist, hat dies häufig eine assistierte Geburt zur Folge.

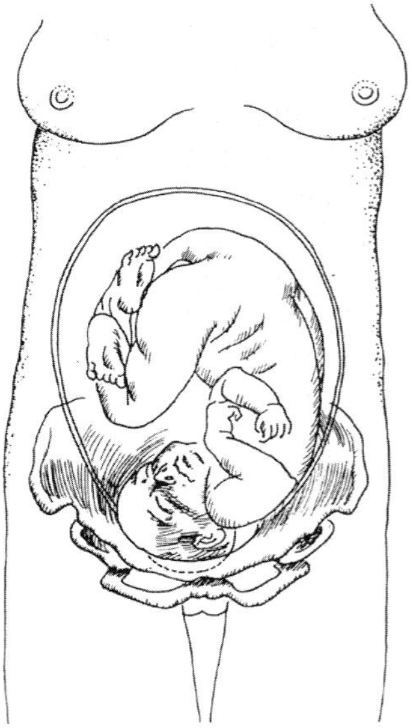

1
Fetus in erster vorderer HHL

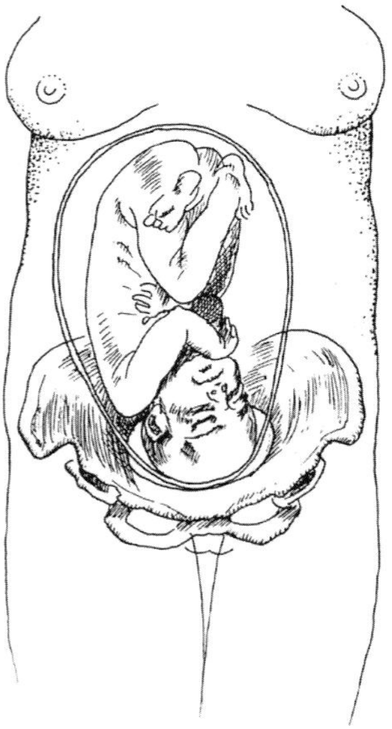

2
Fetus in zweiter hinterer HHL

Anatomische und physiologische Gesichtspunkte

Der Fetus

Üblicherweise wird das ungeborene Kind als statischer Empfänger der uterinen Kräfte (Wehen oder Kontraktionen) betrachtet, die es irgendwann aus seinem gemütlichen Heim treiben. Dies ist unrichtig, denn das Baby trägt in seinen Genen das Wissen, wie es auf die Welt kommt. Es gibt wissenschaftliche Hinweise darauf, dass das Baby den Geburtsprozess in Gang setzt. Es löst Veränderungen der Hormonspiegel, der Sensitivität der Muskeln, der Anspannung der glatten Muskulatur und der mütterlichen Emotionen aus (z. B. den „Nest-Instinkt", den einige Frauen vor Beginn der Wehen erleben). Das Kind spielt auch körperlich eine Rolle durch seine Vorbereitung auf die Geburt. Seine Bewegungen lösen Braxton-Hicks-Kontraktionen (Senk- oder Übungswehen) aus, wenn es versucht, in den Beckeneingang einzutreten.

Der menschliche Fetus hat eine etwas seltsame Form. Sein Kopf ist in Relation zum Rest des Körpers groß und oval. Der längste Durchmesser geht von vorne nach hinten (frontookzipitaler Durchmesser) und der breiteste Teil seines Kopfes befindet sich etwa in der Mitte (biparietaler Durchmesser). Der Hals ist flexibel und ermöglicht dem Kind, seinen Kopf auf die Brust zu nehmen, vorausgesetzt, es wendet sich in die richtige

Richtung. Die Schultern wiederum sind im queren Durchmesser breiter. Daher liegt es auf der Hand, dass das Baby sich vielfach drehen und wenden muss, um erfolgreich durch das Becken in die Welt zu gelangen.

Der Winkel zwischen der mütterlichen Wirbelsäule und dem Beckeneingang bestimmt, wieviel Platz das Baby zum Manövrieren hat. Es benötigt soviel Platz wie möglich. Ab der 34. SSW kann es nicht mehr in seiner „Kapsel" herumpurzeln, sondern muss sich behutsam bewegen. Es schwimmt jedoch noch im Fruchtwasser und kann sich herumdrehen. Wenn die Schwangerschaft die 36. Woche erreicht, ist der Rücken des Feten ziemlich lang, und wenn das Baby in die optimale Geburtshaltung kommen möchte, sollte es dies jetzt tun. Zweite oder weitere nachfolgende Kinder begeben sich später in den Beckeneingang, weil die Mütter einen runderen Uterus und weichere Bauchmuskeln haben. Manchmal treten sie erst bei Wehenbeginn in das Becken ein.

Während einer Geburt in **vorderer Hinterhauptslage** beugt sich der kindliche Kopf noch weiter, so dass der kleinste Teil vorangeht (Diameter suboccipitobregmaticus). Weiterhin hilft das Zusammenschieben der weichen Schädelknochen an den Fontanellen, dabei wird der Weg durch das Becken leichter.

Befindet sich der Fetus in der **hinteren Hinterhauptslage**, kann er seinen Kopf nicht beugen – um durch das Becken zu gelangen, sondern muss seinen Kopf verformen, um dessen Größe zu reduzieren. Haut, Gewebe und Knochen werden nach vorne geschoben, bis der Durchmesser des Kopfes klein genug ist, um durch den Beckeneingang (BE) gequetscht zu werden. In Beckenmitte geht der Prozess des Verformens weiter, damit das Kind an den Spinae ischiadicae vorbei und von dort aus zum Beckenausgang gelangen kann.

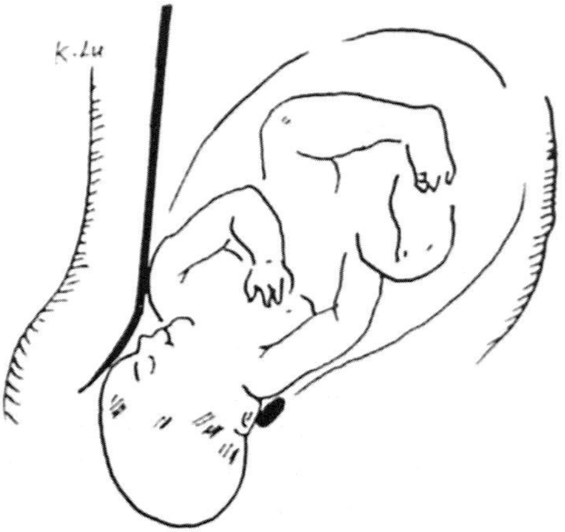

◙ **3** Der Fetus in vorderer HHL geht bequem durch das Becken

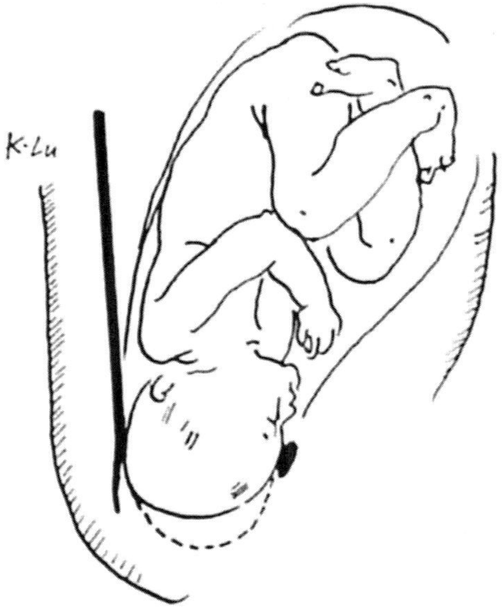

◙ **4** Der Fetus in hinterer HHL versucht in das Becken einzutreten; man beachte die Verformung des Kopfes

Gelingt es dem Feten nicht, während der Wehen in den Beckeneingang zu gelangen, wird es zu einem Kaiserschnitt kommen. Kommt der Fetus nicht zwischen den Spinae durch, entweder weil er in der hinteren Lage bleibt oder weil es zu einem tiefen Querstand kommt (hierbei dreht sich der Kopf zur Seite), wird ein Kaiserschnitt wahrscheinlich. Passt der Kopf zwischen den Spinae durch, wird er wahrscheinlich in die vordere Lage rotieren, wenn er auf die Beckenbodenmuskeln stößt, da er hier erstmalig während des Geburtsverlaufs auf einen festen Widerstand trifft, gegen den er rotieren kann. Eine tiefe Zange oder eine Vakuumextraktion kann dann notwendig sein, um die Geburt zu beenden, entweder wegen der schwachen Pressversuche der Mutter (aufgrund von mütterlicher Erschöpfung oder Epiduralanästhesie) oder wegen Fetal Distress.

Manchmal dreht sich der Fetus nicht und wird mit dem Gesicht zum Schambein hin geboren. Bleibt er am Beckenausgang stecken (meist weil die Schultern am Beckeneingang Probleme verursachen), erfolgt eine Forzeps- oder Vakuumgeburt, um das Kind zu drehen und so zu entbinden. Hierbei ist eine Episiotomie üblich. Hin und wieder kommt das Baby ohne medizinische Eingriffe zur Welt. Dies ist häufiger bei Mehrgebärenden der Fall.

Die Verformung des kindlichen Schädels hat eine Geburtsgeschwulst über dem vorangehenden Teil zur Folge. Diese kann während einer vaginalen Untersuchung getastet werden. Wird das Baby geboren, sieht man eine verlängerte Stirn, die von Schwellung und Hämatomen begleitet ist. Es dauert ungefähr 48 Stunden, bis der Kopf eine glattere Form erlangt und die Schwellung und Blutergüsse abklingen.

Das Becken

Das weibliche Becken ist am Eingang queroval und am Ausgang längsoval. Es ist in der Mitte rund und an der Interspinalebene unterhalb der Beckenmitte (BM) eingeengt. Im vorderen Teil des BE steht mehr Platz zur Verfügung, d. h. der optimale Eintrittswinkel im BE ist gegeben, wenn das Kind zur rechten Hüfte der Mutter blickt, damit der breiteste Teil seines Kopfes gut durchpasst.

Der **Winkel zwischen Wirbelsäule und Beckeneingang** kann sich drastisch verändern, wenn eine Frau ihr Becken kippt.[1] Dies verändert die Dimensionen des Beckens und hilft dem Baby, sich in die beste Position zu bringen. Es wird dies auch gerne tun, wenn es die Chance dazu erhält, vorausgesetzt, die Mutter befindet sich regelmäßig in aufrechten, nach vorne gestützten Haltungen und Positionen. Diese Haltungen, kombiniert mit dem Gewicht des Feten nahe Geburtstermin, begünstigen die Drehung. Der Fetus wird in den Beckeneingang eintreten, um die beste Position für die Geburt einzunehmen.

Befindet sich der Fetus in der hinteren Lage, mit seinem Rücken auf der rechten Seite der Mutter, muss er sich drehen, bis er seinen Rücken auf der linken Seite der Mutter hat. Das heißt, er muss seinen Kopf nahe der Blase vorne am Becken vorbei drehen – dies ist sehr schmerzhaft für die Mutter! Die normale Reaktion der Mutter ist es daher, sich zurückzulegen, um dieses unangenehme Gefühl loszuwerden. Das Baby

---

1 Mündliche Mitteilung der Autorin: wichtig ist, dass das Schambein etwas tiefer als das Steißbein steht.

bleibt somit in der hinteren Lage, weil es sich nicht „bergauf" drehen kann. Hält die Mutter diesen Schmerz jedoch aus und stützt sich nach vorne während dieser „Senkwehen", bekommt das Baby mehr Platz und hat eine gute Chance, sich in den Beckeneingang hineinzumanövrieren.

Die Aktivität des Beckens während der Geburt

Obwohl die Beckenmaße im wesentlichen gleich bleiben, können sich während der Wehen – vorausgesetzt die Frau kann aufrechte und nach vorne gestützte Haltungen einnehmen – die Winkel und die inneren Dimensionen dramatisch verändern, um dem kindlichen Schädel das Manövrieren durch das Becken zu ermöglichen. **Beispiel**:

- Das Verhältnis von Beckeneingang zur Lendenwirbelsäule verändert sich; dadurch kann der kindliche Kopf in das Becken eintreten (entweder in den letzten Wochen der Schwangerschaft oder bei Beginn der Wehen).
- Die Spinae sind nicht mehr auf einer Ebene; dadurch kann der Fetus bequem an diesen Vorsprüngen vorbei.
- Die Bänder, welche das Kreuzbein mit den Darmbeinen verbinden, werden flexibler, sie werden um 1–2 cm angehoben und strecken dabei das hintere Becken (bekannt als Michaelissche Raute). Das heißt, der kindliche Kopf deflektiert ohne Hindernis, kurz vor Beginn des unwillkürlichen Pressdrangs in der Austreibungsperiode (AP). Viele Hebammen werden dies schon beobachtet haben, wenn die Gebärende auf dem Rücken liegt. Die Frau versucht, ihr Gesäß anzuheben, weil das Köpfchen des Kindes auf das Kreuzbein drückt.

Ist die Frau auf allen vieren oder steht sie, kann man die Michaelisssche Raute klar sehen, weil der Druck des Kopfes das Kreuzbein und das Steißbein wegdrückt (genauer gesagt, handelt es sich um Kinn und Gesicht in Deflexion oder Streckung).

Befindet sich die Frau in einer gut gestützten Hockstellung, stehend und nach vorne gestützt, bzw. kniend und nach vorne gestützt, und kann sie ihre Arme um etwas schlingen, das höher steht als ihre Taille, wird sie instinktiv ihren Rücken durchbiegen und ihr Becken nach hinten „werfen". Sheila Kitzinger beschreibt in ihrem Buch „The Experience of Childbirth", dass Bäuerinnen auf Jamaika glauben, dass ihr „Rücken sich öffnen muss", damit das Baby geboren werden kann. Das gleiche Phänomen nennt Dr. Michel Odent den „fetal ejection reflex".

Befindet sich der Fetus in der hinteren Lage, gibt es für den Kopf nur die Möglichkeit sich zu verformen, um durch das Becken zu gelangen (siehe S. 8). Obwohl es schwierig für das Baby ist, in der Eröffnungsphase (EP) aus der hinteren Lage heraus zu rotieren, kann die Gebärende mehr Platz für ihr Kind schaffen, wenn sie die Höhe ihrer Hüften ändert, z. B. indem sie nur auf einem Knie kniet, einen Fuß auf eine Stufe oder eine Kiste stellt oder auf der Stelle tritt.

Der Uterus

Während der Schwangerschaft übt die Gebärmutter bereits durch Kontraktionen und Entspannung für den großen Tag. In den letzten Wochen vor der Geburt verstärken sich diese Braxton-Hicks-Kontraktionen. Befindet sich der Fetus in der vorderen Hinterhauptslage, tritt er wahrscheinlich in den letzten Wochen der Schwangerschaft in den Beckeneingang ein (besonders bei Erstgebärenden).

Der Uterus der **erstgebärenden Frau** ist birnenförmig, so dass der kindliche Kopf rechts oder links liegt (1. oder 2. vordere HHL). Bei der ersten Lage fällt der Eintritt in den Beckeneingang leicht. Bei Erstgebärenden findet man selten eine zweite Lage, weil im unteren Segment des birnenförmigen Uterus wenig Platz für den Kopf ist.

Der Uterus der **Mehrgebärenden** ist apfelförmig, so dass das Kind entweder links oder rechts liegt (1. oder 2. Lage). Liegt das Kind zunächst mehr mit dem Rücken nach hinten gerichtet, stehen die Chancen gut, dass es sich bei Wehenbeginn nach vorne dreht, weil in dem apfelförmigen Uterus mehr Platz für eine Drehung ist.

Liegt der **Fetus in der ersten hinteren Lage** (schlimmer noch, wenn er in der zweiten hinteren Lage liegt), können die Braxton-Hicks-Kontraktionen (jetzt meist Senkwehen genannt) sehr schmerzhaft und lästig werden. Die Schwangere hat vielleicht den Eindruck, sich in der frühen Eröffnungsphase zu befinden, wenn sie diese Wehen mehrere Stunden lang spürt. Nicht selten kehren solche Wehenphasen in Abständen, über zwei bis drei Tage hinweg, wieder. Dies ist sehr belastend für die Frau, die darauf wartet, dass die Geburt richtig losgeht. Diese Kontraktionen sind Reaktionen auf die Versuche des Babys, sich in die richtige Position zu bringen, um in das Becken eintreten zu können.

Wahrscheinlich ist es eher die Erstgebärende mit dem Fetus in 2. h. HHL, die sich mit diesen krampfartigen und ärgerlichen Vorwehen erschöpft. Wenn ihr Baby nicht ermutigt wird, vor den Geburtswehen in die optimale Lage (1. v. HHL) zu rotieren, wird sie sehr wahrscheinlich eine Geburt in hinterer HHL erleben.

Unterscheidung zwischen effektiven Geburtswehen und Braxton-Hicks-Kontraktionen

- Hat der Uterus seine Form verändert? Effektive Kontraktionen lassen den Uterus sich nach vorne neigen und eine längliche Form annehmen. Der obere Teil des Uterus wirkt flach und die Seiten verlieren ihre Rundungen.
- Eine effektive Geburtswehe wird im Unterbauch als krampfartig empfunden. Braxton-Hicks-Kontraktionen fühlen sich wie ein starkes Zusammenziehen oben im Uterus an.
- Die Dauer der richtigen Geburtswehe ist zu Beginn der Geburt ziemlich kurz. Braxton-Hicks-Kontraktionen können manchmal länger als eine Minute dauern.
- Die richtige Geburt fängt langsam an, die Wehen kommen allmählich in immer kürzeren Abständen und werden mit der Zeit stärker bzw. intensiver. Braxton-Hicks-Kontraktionen hören hingegen immer wieder auf.

Die Aktivität des Uterus während der Geburt

Der Uterus besteht, neben der Zervix, aus zwei Teilen. Der obere Teil wird mit dem Geburtsfortschritt in der Eröffnungsperiode immer kleiner, bis zuletzt der Fetus während der Austreibungsphase (AP) nach unten geschoben wird. Der untere Teil gibt dem kindlichen Köpfchen die Form, mit der es durch Zervix und Vagina gleitet. Er ist nicht nur eine geeignete Stelle für den Kaiserschnitt!

Der Druck der uterinen Kontraktionen steigt winkelförmig auf den Rücken des Feten herab, gleitet über den gebeugten Kopf und wird zur Zervix gerichtet – um diese reibungslos zu eröffnen. Dies geschieht unter der Voraussetzung, dass sich der Fetus in der vorderen Lage befindet. Es ist interessant zu beobachten, dass die Fruchtblase bei einer normalen „vorderen" Geburt normalerweise intakt bleibt, bis der Muttermund vollständig eröffnet ist.

Bei der **Geburt in einer hinteren Schädellage** trifft die Kraft der Wehen auf die Gliedmaßen des Feten, jetzt weiter zum deflektierten Kopf und endet ungefähr 2 bis 3 cm vor der Zervix. Die Zervix öffnet sich evtl. langsam bis auf 5 bis 7 cm und dann nicht mehr weiter, weil der Druck der uterinen Kontraktionen leicht daneben bzw. im falschen Winkel landet. „Geburtsstillstand" wird oft gesagt, wenn die Zervix sich nicht bis auf ca. 10 cm öffnet. Bei der Geburt in hinterer Lage beträgt der Durchmesser des vorangehenden Teils des Kopfes jedoch 11,5 cm, d. h. die Zervix muss noch weiter aufgehen, um den Kopf in die Geburtswege hinab gleiten zu lassen.

Beckenmaße und Maße des kindlichen Schädels

Die folgenden ▤ verdeutlichen die Maße des mütterlichen Beckens und des kindlichen Kopfes detaillierter:

Beckenmaße

▤ 1

	querer Durchmesser	schräger Durchmesser	gerader Durchmesser
Beckeneingang	13 cm	12 cm	11 cm
Beckenmitte	12 cm	12 cm	12 cm
Beckenausgang	11 cm	12 cm	13 cm

Maße des kindlichen Schädels

▤ 2

	Durchmesser	Umfang bei gut gebeugtem Kopf
vordere HHL	9,5 x 9,5 cm	27,5 cm
hintere HHL	11,5 x 9,5 cm	35,5 cm

Mögliche Geburtsverläufe

3

Kriterien	Stellung/Lage des Kindes	
	v. HHL	h. HHL
Der Kopf tritt leicht in den Beckeneingang ein	ja	selten
Häufig Übertragung	nein	ja
Einleitung der Geburt wahrscheinlich	nein	ja
Durchmesser des Kopfes am BE	9,5	11,5
Günstigster Winkel für Beugung des Kopfes	ja	nein (Deflektionslage)
Wahrscheinlichkeit des spontanen Blasensprungs	klein	groß
Unkoordinierte, unregelmäßige Wehen	nein	ja
Wehentropf zur Verstärkung der Wehen	nein	ja
Grad des mütterlichen Schmerzempfindens	erträglich	unerträglich mit starken Rückenschmerzen
Dauer der Geburt	2–12 Std.	12–36 Std.

Kriterien	Stellung/Lage des Kindes	
	v. HHL	**h. HHL**
Notwendige Verkleinerung des Kopfdurchmessers in der EP	keine	ca. 5,5 cm
Wahrscheinlichkeit, Schmerzmittel zu erhalten	niedrig	hoch
Möglichkeit des tiefen Querstands	entfällt	ja
Möglichkeit der Rotation in vordere Lage während EP	entfällt	minimal
Möglichkeit der Rotation in vordere Lage während AP	entfällt	hoffentlich
Wahrscheinlichkeit der medizinischen Intervention in der Zeit vor Wehenbeginn bis zur Geburt des Kindes	gering	groß
Wahrscheinlichkeit von Komplikationen für Mutter und Kind während des Geburtsprozesses	gering	möglicherweise

Faktoren, die die hintere Hinterhauptslage begünstigen

Der moderne Lebensstil

Wie nie zuvor in unserer Geschichte hat sich unser Lebensstil seit den 60-er Jahren dramatisch verändert. Wir Menschen betätigen uns heute körperlich wesentlich weniger als frühere Generationen. Wir besitzen jedes denkbare Gerät, das uns die körperliche Arbeit abnimmt, und verfügen über einen Komfort in unseren Wohnungen, an den vorher nicht zu denken war. Wir verbringen unsere Freizeit hauptsächlich sitzend – am Computer, beim Fernsehen, beim Lesen usw.

Eine der wichtigsten Veränderungen in unserem westlichen Lebensstil ist das Fernsehen. Der Einzug des Fernsehers in unsere Wohnungen hat sich auch auf die **Sitzgelegenheiten** ausgewirkt: Von Stühlen, Sesseln und Sofas mit geraden Rückenteilen (zum Lesen oder Handarbeiten) ging der Trend zu Möbeln, die so konstruiert sind, dass man sich während des Fernsehens entspannen kann. Setzt sich eine schwangere Frau in einen modernen Sessel oder in ein Sofa, ist ihr Becken nach hinten gerichtet und ihr „Passagier", das Baby, ebenfalls. Um ihren Körper in dieser Position zu balancieren, muss die Frau ihre Beine übereinander schlagen – was wiederum den zur Verfügung stehenden Raum vorne im Becken einschränkt. Das Baby hat keine andere Alternative als ebenfalls hinten im

Becken bzw. mit seinem Rücken nach hinten gerichtet zu liegen. Verbringt eine Frau viel Zeit damit, sich gegen Ende der Schwangerschaft auf modernem Mobiliar zu entspannen (was sehr häufig vorkommt), ist es wahrscheinlich, dass ihr Baby in dieser hinteren Lage bleibt und so in den Beckeneingang eintritt.

Das gleiche kann eintreten, wenn die Frau über längere Strecken **Auto fährt**, insbesondere wenn sie einen Schalensitz benutzt.

Ein anderer wichtiger Faktor in Bezug auf Veränderungen des Lebensstils ist die Art und Weise, wie Frauen gestern und heute ihre Arbeit ausführ(t)en. **Früher arbeiteten Frauen körperlich schwer**, wenn sie zum Beispiel ihre Böden auf allen vieren schrubbten und andere „niedere" Arbeiten im Haus (und manchmal auf dem Hof) ausführten, wobei sie sich meistens nach vorne beugen mussten.

Zu dieser Zeit wurde auch auf eine **korrekte und gute Haltung** geachtet. Junge Frauen lernten, mit geschlossenen Knien zu sitzen und ihre Schultern beim Gehen gerade zu halten. Diese Haltungen sind für eine korrekte Angleichung des Feten im mütterlichen Becken ideal. Vielleicht ist das der Grund, warum heutzutage die Häufigkeit der hinteren Lagen größer ist als zu Zeiten unserer Großmütter. Die mangelnde Wertschätzung einer korrekten Haltung und die veränderten Arbeitsbedingungen der modernen westlichen Welt haben Auswirkungen auf die Art und Weise, wie sich Babys auf den Weg machen.

Position der Plazenta

Liegt die Plazenta an der Vorderwand, ist es wahrscheinlich, dass das Baby die hintere Lage vorzieht. Wenn es auf die Geburt zugeht, dehnt sich das untere Uterensegment noch stärker und so ist es möglich, dass das Baby zu diesem Zeitpunkt in die vordere Lage rotiert, vor allem, wenn man es mit bestimmten Maßnahmen dazu ermutigt (dies wird später erläutert).

Die Bauchmuskulatur

Eine Frau mit festen Bauchmuskeln hat einen engeren Winkel zwischen der Lendenwirbelsäule und dem Beckeneingang als eine Frau mit entspannteren Bauchmuskeln. Dies begünstigt die Entstehung einer hinteren Lage. Frauen, die regelmäßig ihre Bauchmuskeln einziehen bzw. trainieren, z. B. Balletttänzerinnen, Aerobic Trainerinnen, Athletinnen und andere Frauen, die exzessiv trainieren, haben eindeutig ein höheres Risiko.

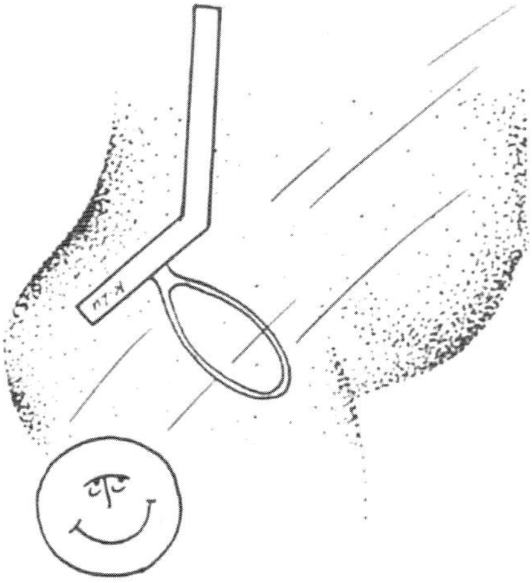

5 Ein Fetus in vorderer Hinterhauptslage tritt ohne Probleme vor der Geburt in den Beckeneingang ein. Der Geburtsvorgang wird wahrscheinlich normal verlaufen.

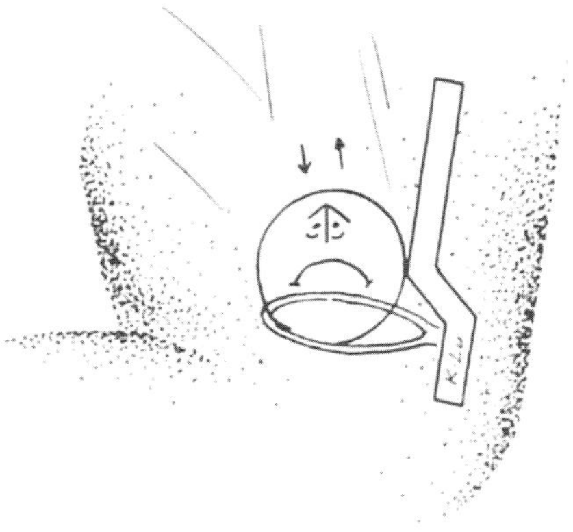

6 Ein Fetus in hinterer Hinterhauptslage versucht vor Wehenbeginn, in den Beckeneingang einzutreten. Wenn er klein genug ist, wird er es schaffen – ansonsten wird er erst während der Geburt in den Beckeneingang eintreten.

Faktoren, die die h HHL begünstigen

Praxis

Die Position des Feten in der Spätschwangerschaft

Viele, die in der Geburtshilfe tätig sind, sind nicht übermäßig besorgt, in welcher Position der Fetus vor der Geburt liegt, „Hauptsache, der Kopf ist unten". Wie wir gesehen haben, ist die Wahrscheinlichkeit geburtshilflicher Interventionen jedoch viel höher, wenn während der Geburt eine okzipito-posteriore Lage diagnostiziert wird. Professionelle HelferInnen, die sich mit der Optimierung der Kindslage auskennen, können daher den von ihnen betreuten Frauen zu einer normalen und problemlos verlaufenden Geburt verhelfen.

Was sind also die Anzeichen für die Position des Feten in den letzten Wochen vor der Geburt?

Typische Zeichen

Okzipito-anteriore Schädellage

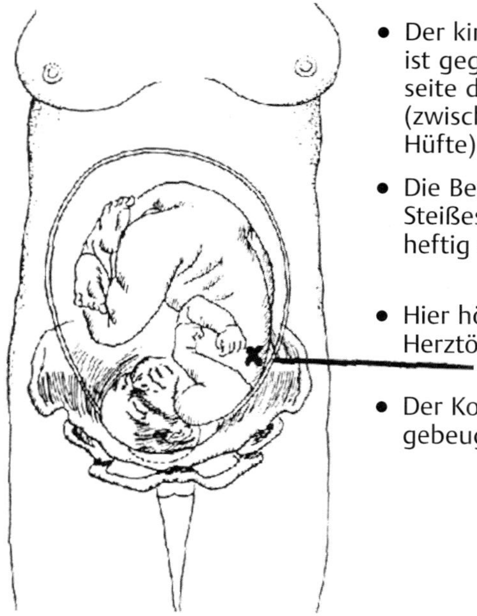

- Der kindliche Rücken ist gegen die Vorderseite des Bauches (zwischen Nabel und Hüfte) gerichtet.
- Die Bewegungen des Steißes werden als heftig empfunden.
- Hier hört man die Herztöne (Pfeil).
- Der Kopf ist gut gebeugt.

7 Der Fetus in okzipito-anteriorer Schädellage.

Okzipito-posteriore Schädellage

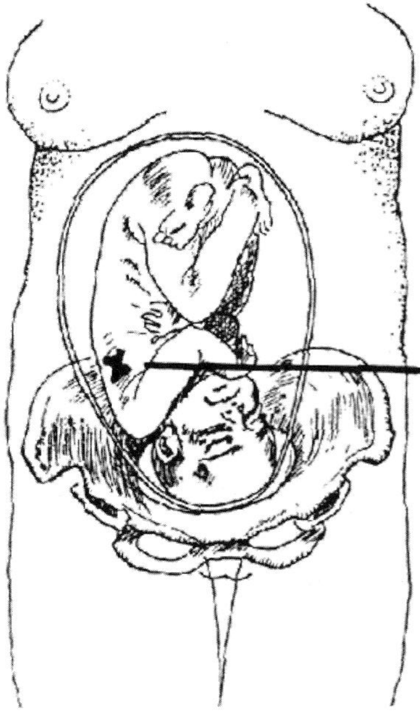

- Der kindliche Rücken liegt an der Wirbelsäule der Mutter (Gliedmaßen vorne).
- Viele Bewegungen in der Bauchmitte feststellbar.
- Kindliche Herztöne werden hier gehört (Pfeil).
- Aufrechte Kopfhaltung.

8 Der Fetus in okzipito-posteriorer Schädellage.

Diese Zeichnungen und Erklärungen können auch den Schwangeren und ihren Partnern gezeigt werden, damit sie die Unterschiede zwischen den beiden Lagen des Kindes verstehen.

Die Form des Bauches gegen Ende der Schwangerschaft

- Der Nabel ist herausgedrückt (Druck des kindlichen Steißes).
- Tiefer Bauch mit großem Umfang (der Fetus befindet sich im Beckeneingang).

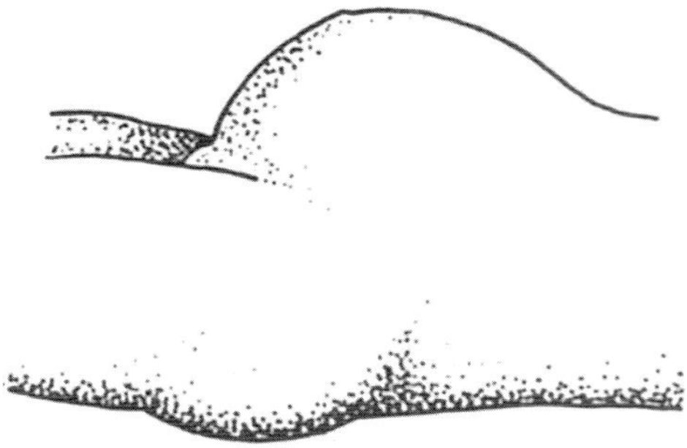

9 Okzipito-anteriore Schädellage.

- Die Nabelgegend ist hohl oder tellerförmig (hier befinden sich die Gliedmaßen des Feten).
- Der Bauch scheint hoch und oben flach, er sieht kompakt und ordentlich aus (ein Anzeichen dafür, dass der Fetus nicht in den Beckeneingang eingetreten ist).

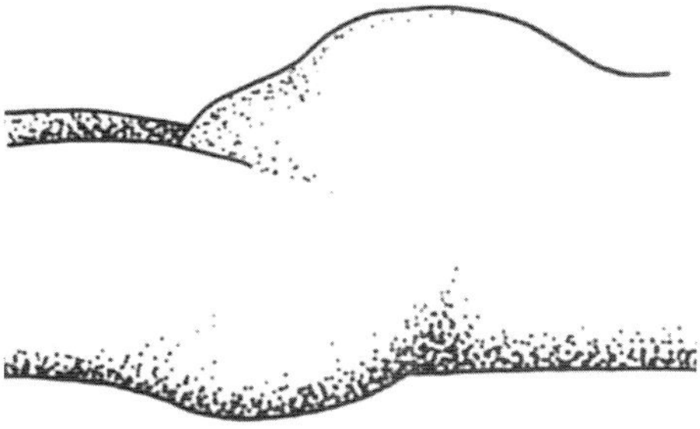

10 Okzipito-posteriore Schädellage.

Ermutigung des Feten zur optimalen Lage

Haltung und Bewegung der Mutter

Befindet sich die Schwangere (insbesondere die Primigravida) regelmäßig in der **aufrechten, nach vorne gelehnten Haltung**, vor allem in den letzten sechs Wochen der Schwangerschaft (bei Mehrgebärenden in den letzten 2 bis 3 Wochen), hat das Baby eine sehr gute Chance, sich in die vordere Lage zu begeben. Denn wenn das Becken gekippt ist, bietet es mehr Raum für den breiten biparietalen Durchmesser des kindlichen Kopfes, damit dieser in den Beckeneingang eintreten kann. Bei den meisten dieser nach vorne gestützten Haltungen sind die **Knie der Frau tiefer als ihre Hüften**. Viele Haltungen können in den Alltag mit einbezogen werden.

Beispiele:

- Die Frau kann beim Fernsehen auf einem Küchenstuhl sitzen oder auf dem Boden knien, sich nach vorn über einen Sitzsack[1] oder mehrere Kissen lehnen.
- Eine andere Möglichkeit besteht darin, auf dem Sofa oder Sessel zu sitzen, allerdings mit einem festen Kissen unter dem Gesäß und dem unteren Rücken, so dass die Frau aufrechter sitzt.
- Beim Ausruhen oder Schlafen sollte sich die Frau auf die Seite legen, den Rücken mit Kissen abgestützt

[1] mit Styroporkügelchen gefüllte große Kissen, die sich der Körperform anpassen

und das obere Bein ganz angezogen, so dass das Knie die Matratze berührt (stabile Seitenlage). Dadurch kommt der Bauch nach vorne und stellt gewissermaßen eine „Hängematte“ für das Kind dar. Ein weiteres Kissen ist evtl. zwischen den Oberschenkeln notwendig.

- Im **Fall einer persistierenden hinteren Lage** wird das Schlafen auf dem Bauch empfohlen, wobei mehrere Kissen als Stütze gebraucht werden, um das Ganze bequemer zu gestalten. Ein Wasserbett ist ideal, um das Rotieren aus der hinteren in die vordere Lage zu unterstützen, weil die Frau in einem solchen Bett bequemer schlafen kann.

Der Schwangerschafts-Kniehocker

Einige Frauen finden den Kniehocker gegen Ende der Schwangerschaft unentbehrlich. Dieser ist so konstruiert, dass die Frau auf dem höheren Sitzteil des Kniehockers sitzt und ihr Rücken somit aufrecht bleibt. Ihre Knie befinden sich auf dem unteren Polster, und die Frau kann vorsichtig nach vorne und nach hinten schaukeln, wenn sie möchte. **Diese Position ist ideal, um einen Fetus zu animieren, sich von der hinteren in die vordere Lage zu begeben.** Zu Anfang kann es sein, dass sich die Frau ein wenig unwohl auf dem Kniehocker fühlt, solange das Baby nicht in die bevorzugte Lage rotiert ist. Es sollte den Frauen deshalb ausdrücklich erklärt werden, dass es sich lohnt, diese Phase durchzustehen. Der Kniehocker sollte so oft wie möglich benutzt werden, auch beim Essen, beim Fernsehen usw.

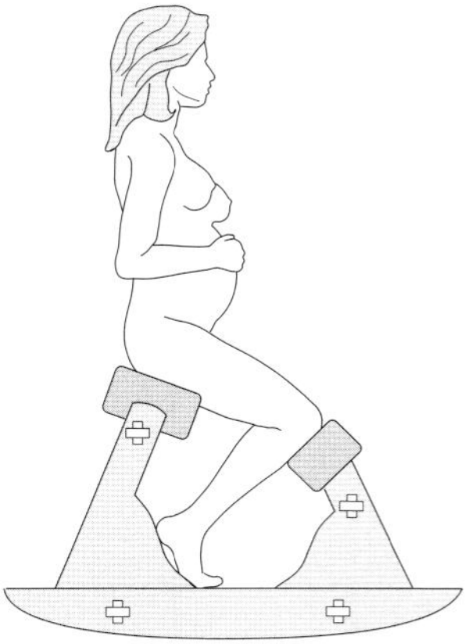

11
Der Schwangerschafts-Kniehocker.

Schwimmen

Schwimmen ist eine ideale Sportart für Schwangere und wirkt am positivsten, wenn es als Brustschwimmen ausgeübt wird.

Yoga

Yoga-Kurse für Schwangere werden sehr empfohlen, um den Körper der Frau zur Vorbereitung auf die Geburt zu stärken und zu dehnen. **Übungen in tiefer Hocke sollten allerdings am besten vermieden werden** (s.S. 35). Darüber hinaus ist es von Vorteil, im Hinblick auf die Geburt die Atmung zu erlernen, die während der Yoga-Übungen angewandt wird.

Alternative Medizin

Akupunktur, Akupressur und Homöopathie können in Verbindung mit den aufrechten, nach vorne gestützten Haltungen unterstützend genutzt werden.

Empfohlene Positionen und Übungen

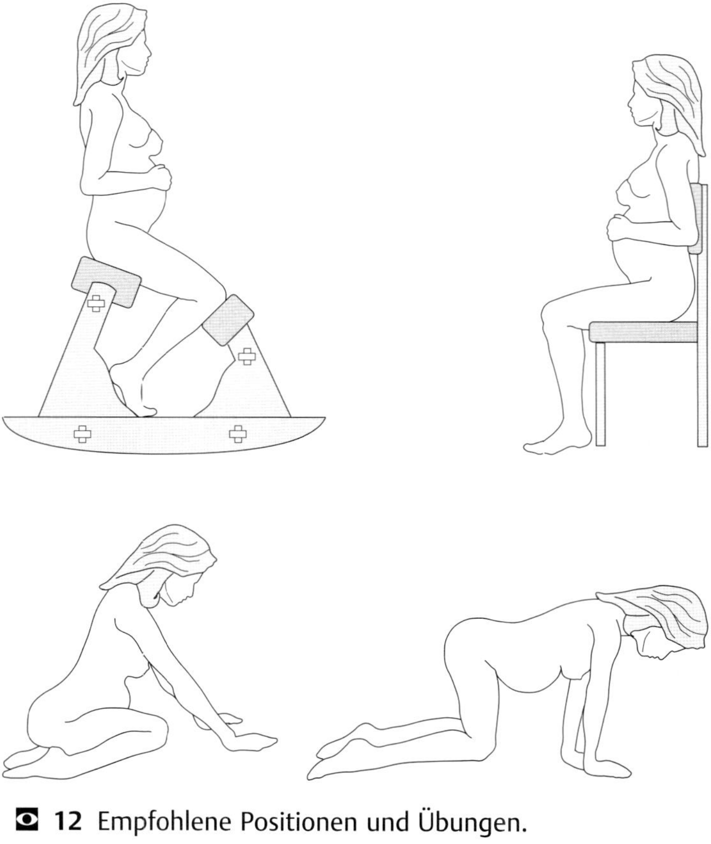

12 Empfohlene Positionen und Übungen.

Haltungen, die gegen Ende der Schwangerschaft vermieden werden sollten

Entspannen in zurückgelehnten Positionen

Befinden sich bei einer sitzenden Frau die Knie höher als die Hüften (was etwa geschieht, wenn sie auf einem modernen Sofa oder Sessel Platz nimmt, um sich zu entspannen und dabei „durchhängt"), wird der Winkel zwischen ihrem Beckeneingang und der Wirbelsäule von ca. 120° auf ca. 90° reduziert.

Sitzt eine Frau während der entscheidenden Phase, in der sich ihr Baby entschließt, sich zur Geburt in den Beckeneingang zu begeben, regelmäßig in einer solchen zurückgelehnten Haltung, dann ist es fast unvermeidbar, dass sich das Baby – wenn überhaupt – im hinteren Teil des Beckens einstellt und somit in die hintere Lage kommt.

Längere Autofahrten in Schalensitzen

Sie haben denselben Effekt auf das Becken der Frau wie modernes Mobiliar.

Sitzen mit überkreuzten Beinen

Dies reduziert den Raum im vorderen Teil des Beckens noch weiter.

Hocken

In der Spätschwangerschaft ist das Einnehmen der **tiefen Hocke** nicht ratsam, es sei denn, das Baby hat bereits den Beckeneingang passiert und befindet sich in der vorderen Lage. Ein Baby in hinterer Lage kann in den Beckeneingang eintreten, bevor es überhaupt die Chance hatte, in eine vordere zu rotieren. Dies wird durch tiefes Hocken begünstigt. Wenn der Kopf einmal im Becken ist, ist die Drehung viel schwieriger.

Weil Hocken so beliebt geworden ist, üben viele Frauen Positionen aus, die den Winkel zwischen Wirbelsäule und Schambein (d. h. in der tiefen Hocke) verkleinern. In dieser Position ist der Rücken rund und der Bauch kommt nach vorne. Ein Winkel von 45° bis 65° bei der tiefen Hocke macht es für das Köpfchen des Babys schwierig, in den Beckeneingang einzutreten.

In den letzten sechs Wochen der Schwangerschaft kann eine Frau jedoch ohne Probleme ein **modifiziertes Hocken** ausüben, und zwar mit einem Hocker oder Stühlchen (ca. 25 cm hoch), das mit einem Kissen versehen wird. Das Stühlchen sollte gegen eine Wand gestellt werden, so dass die Frau sich nicht nach vorne bücken muss, sondern mit der ganzen Länge der Wirbelsäule an der Wand anliegt und sich somit aufrecht hält. Die Knie sollten soweit aufgestellt sein, dass eine bequeme Haltung erzielt wird und sie im richtigen Winkel zu den Füßen stehen.

Gebärhaltungen

Gestützte Hocke

Die Hockposition, die eine Frau während der AP einnimmt, ist ebenfalls von Bedeutung.

Befindet sie sich in der gestützten Hocke, wie oben beschrieben, kann es geschehen, dass die Schultern des Babys aufgrund der Verkleinerung des Winkels Probleme haben, durch den Beckeneingang zu kommen.

Am besten unterstützt ist die Frau, wenn sie beim Hocken ihre Füße flach aufstellt, den Rücken gerade hält und sich ihr Gesäß mindestens 45 cm über dem Boden befindet. Der Winkel zwischen Wirbelsäule und Schambein beträgt dabei 90°. Auf diese Weise kann die Frau in der Hocke ihr Becken kippen, d. h. sie kann ins Hohlkreuz gehen, wenn das Köpfchen des Kindes die Geburtswege ausdehnt und dabei das Kreuz- und Steißbein aus dem Weg hebt (die Michaelissche Raute, siehe oben). Dr. Michel Odent nennt das den „Fetal Ejection Reflex“. Die Hüftgelenke befinden sich vor den Fersen, wenn die Frau ihr Becken unwillkürlich kippt. Wenn sie so hockt, braucht sie Unterstützung, die ihr am besten der Partner gibt, der ihr während der Geburt beisteht.

Vierfüßlerstand

Wenn die Frau kniet oder sich auf allen vieren befindet, hat sie eine feste Unterlage, auf der sie sich ausbalancieren und ihr Gewicht zwischen ihren Hüften justieren kann. Dies vergrößert den inneren Querdurchmesser ihres Beckens. Der Winkel zwischen Wirbelsäule und Schambein bleibt offen, die Spinae sind nicht länger auf gleicher Ebene, so dass sie dem Köpfchen des Kindes ermöglichen, an ihnen vorbeizukommen. Das Kippen des Beckens erhöht das Kreuz- und Steißbein gegenüber dem Schambein, und zwar besonders dann, wenn die Frau kniet und sich mit ihren Händen an etwas festhält, was höher liegt als ihre Taille. Dies kann zum Beispiel der Bettrand sein oder der Hals ihres Partners, den sie mit den Armen umschlingt.

Wenn sich eine Frau auf allen vieren befindet, hat sie häufig den Drang, ihren Oberkörper aufzurichten, um so dem Baby hinaus zu helfen. Das Köpfchen des Babys braucht dann häufig nicht von Hebamme oder Arzt „entbunden" zu werden, sondern es kann alleine geboren werden!

Gebärstuhl

Gebärstühle sollten 45 cm hoch sein, damit die Frau in der Austreibungsperiode ihren Rücken in ein Hohlkreuz bringen bzw. ihr Becken durchbiegen kann.

Haltungen, die während der Geburt vermieden werden sollten

Liegen, Sich-Zurücklehnen und Sitzen

> Liegen (außer auf der Seite), Sich-Zurücklehnen und Sitzen sind die ungünstigsten Positionen für die Gebärende.

Die übliche Art und Weise, die Frau mit Kissen hoch zu lagern, bewirkt, dass sie – um nicht im Bett herunter zu rutschen – ihre Füße aufstellen muss, eine Position, die aber auf Dauer nicht eingehalten werden kann. Letztlich endet es dann damit, dass die Frau auf ihrem Steißbein und Kreuzbein sitzt. Dadurch wird jedoch ihr inneres Becken gekrümmt und ihr Schambein und ihre Wirbelsäule näher zusammen gebracht. Dies verkleinert den Raum, der dem Köpfchen zur Verfügung steht. Um angemessenen Platz zu schaffen, müßte die Frau auf ihren Sitzbeinhöckern sitzen (um den entscheidenden Winkel herzustellen, wäre es notwendig, dass die Knie tiefer sind als die Hüften und die Beine herabhängen). Diese Position kann nicht erreicht werden, wenn man auf einem Bett sitzt!

Eine andere, häufig angewandte, aber nicht empfehlenswerte Methode besteht darin, die Frau, die sich auf dem Bett zurücklehnt, aufzufordern, ihren Rücken rund zu machen, ihr Kinn auf den Brustkorb zu drücken, ihre Knie anzuheben und festzuhalten, während sie den Atem anhält und presst – auch dies ist physiologisch verfehlt. Das gleiche gilt für das Stemmen des Fußes gegen die Hüfte der Hebamme. Beides vergrößert das sog. Geburtshilfliche Knie bzw. bewirkt, dass der Ausgangswinkel bergauf verläuft und fördert somit die Notwendigkeit, aktiv zu pressen.

Kein Wunder, dass so viele Frauen mit einer Zangen- bzw. Saugglockengeburt enden, weil sie nicht die Kraft haben, ihr Baby von sich aus zu gebären. Wie könnten sie das auch schaffen, solange sie sich in Positionen befinden, die es ihnen schwerer statt leichter machen? Selbst wenn sie sich in der Steinschnittlage befinden und auf die Zange warten, versuchen die meisten Frauen noch, ihre Ellbogen in das Bett zu graben und ihr Gesäß anzuheben, nur um gesagt zu bekommen, sie sollen den Po auf dem Bett lassen. Es wäre interessant zu erfahren, wie viele Babys normal geboren würden, wenn diesen Frauen erlaubt würde, ihr Gesäß anzuheben und zu pressen. Denn immerhin entsteht durch das **Anheben des Gesäßes** der korrekte Winkel, der den Beckenausgang vergrößert. In alten Hebammenlehrbüchern wird empfohlen, wenn nichts anderes zum Erfolg führt, zwei Kissen unter das Gesäß der Frau zu schieben. Erstaunlich, nicht wahr?

Natürlich ist die Frau, die sich in einer aufrechten Position befindet (gestützte Hocke, auf dem Gebärstuhl, kniend mit dem Oberkörper gestützt und aufrecht) in der besten physiologischen Haltung für eine normale Geburt.

Die Geburt der Schultern

Ist der Kopf geboren und hat die Drehung stattgefunden, so dass die Schultern gerade zum Schambein stehen, wird sich die vordere Schulter am Schambein drehen und abstemmen. Es ist üblich, die vordere Schulter dazu zu bewegen, zuerst geboren zu werden.

Wird die Geburt des Kindes jedoch nicht begleitet, vor allem wenn die Frau sich in einer Position befindet, von der aus sie ihr Becken ins Hohlkreuz „werfen" kann, wird immer die hintere Schulter zuerst geboren. Jeder, der es gewohnt ist, Babys „aufzufangen", versteht dies, ebenso wie diejenigen, die Wassergeburten betreuen. Das Kind benutzt die Symphyse als einen Drehpunkt, um seinen Kopf nach vorne zu schwenken, so dass die hintere Schulter über das Perineum streift.

Alte Hebammenlehrbücher sprechen davon, dass die „vordere Schulter zuerst gesehen, aber die hintere Schulter zuerst geboren werden soll". Warum änderte sich dies zugunsten der Praxis, die vordere Schulter zuerst zu entbinden? Der hinteren Schulter zu ermöglichen, als erste geboren zu werden, heißt dass Episiotomien und Schulterdystokien vermieden werden können, so lange niemand den Kopf des Babys berührt. Ist die Frau aufrecht, wird sie – manchmal ganz unglaublich – ihre Position so ändern, dass sie die Schultern ihres Kindes gebären kann.

Korrigierbare Fehlhaltungen des Kindes bei vorderen Hinterhauptslagen

Wie wir wissen, hat das Kind in vorderer Hinterhauptslage die beste Chance auf eine normale und komplikationslose Geburt. Aus diesem Winkel heraus kann der Fetus den zur Verfügung stehenden Raum in der Beckenhöhle nutzen und ist in der Lage, maximalen Druck auf die Zervix auszuüben, um sie dabei reibungslos und sanft zu eröffnen.

Wir erinnern uns, dass die Öffnung der Zervix, der Muttermund, dem Verbindungspunkt zwischen Kreuzbein und Steißbein gegenübersteht. Dies können wir an unserem Körper leicht selbst nachvollziehen, wenn wir uns ein Tampon einführen. Und überhaupt, warum stellen Zeichnungen die Zervix so dar, als läge sie in der Mitte der Vagina? Wenn sie sich dort befände, würden die meisten Babys geboren, sobald die Braxton-Hicks-Kontraktionen stärker würden!

Die erste vordere HHL ist die Position, die ungefähr 70 Prozent der Babys einnehmen sollten, so wie es früher war. Bei der mehrgebärenden Frau besteht zusätzlich die Möglichkeit der zweiten vorderen HHL und weitere 15 Prozent der Babys wählen diese. Das ergibt 85 Prozent möglicher normaler Geburten. Um diese Rate zu erreichen, gibt es die Option, viele vordere Fehlhaltungen während der Wehen zu korrigieren.

Asynklitismus/ Scheitelbeineinstellung

Hierbei ist das Scheitelbein anstelle des Hinterhaupts der führende Teil (d. h. der Fetus neigt seinen Kopf in Richtung Schulter). Das hat zur Folge, dass das Köpfchen sich nicht verformen kann und Probleme hat, sich zu beugen.

Der Verlauf der Geburt kann normal erscheinen, ist aber gewöhnlich schmerzhafter als erwartet. Bei etwa 8 cm Muttermundsöffnung kommt es trotz langandauernder Wehen zum Geburtsstillstand. Die Frau beschwert sich über außergewöhnliche Schmerzen tief in der linken Seite ihres Beckens. Diese sind typischerweise gerade unterhalb des Hüftgelenks, d. h. direkt oberhalb und vor den Spinae. Also wird mehr Platz im schrägen Durchmesser vom Beckeneingang zum Beckenausgang benötigt. Die **Lösung** besteht darin, das Becken zu bewegen und zu beugen.

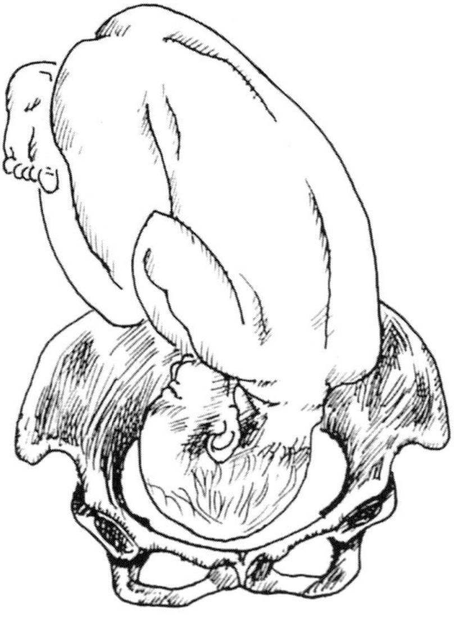

13
Asynklitismus.

Praxis-Tipps:

- In der **frühen Phase der Geburt** bitten Sie die Frau, einige Treppen zu steigen. Es kann sein, dass sie dabei auf jeder Stufe das zweite Bein nachziehen muss.
- Eine andere Möglichkeit besteht darin, die Hüften seitwärts zu schaukeln und sie dabei anzuheben.
- In der **späteren Geburtsphase** bitten Sie die Frau, auf der Stelle zu treten oder – mit Hilfe eines Höckerchens – einen Fuß höher zu stellen. Es ist möglich, dass die Gebärende instinktiv weiß, welches Bein höhergestellt werden muss, um Erfolg zu haben.
- Das Beugen und Krümmen des Beckens **während einer Wehe** kann ebenfalls zum Erfolg führen. Es kann ein paar Wehen dauern, bis die Frau sagt „Das hat's getan!".
- Sollte die Frau aus irgendwelchen Gründen im Bett liegen müssen, ist es schwieriger, das Becken zu bewegen. In diesen Fällen kann man die Seitenlage ausprobieren (die linke Seite zunächst), bei der ein oder zwei Kissen unter den Uterus gelegt werden, um diesen in die Mitte zu bekommen. Jetzt kann die oben liegende Hüfte unabhängig bewegt werden. Sorgen Sie sich nicht um die Schwerkraft in diesem Moment. Es ist wichtiger, das kindliche Köpfchen dazu zu bewegen, sich zu drehen und sich besser einzustellen.

Vorliegen einer Hand

Hier versucht eine Hand, gleichzeitig mit dem Kopf in das Becken einzutreten. Der Fortschritt der Geburt kann langsamer sein, als bei einer Geburt in vorderer Lage normalerweise zu erwarten wäre, und die Fruchtblase kann frühzeitiger als üblich platzen. Die Gebärende wird sich über einen dumpfen Schmerz auf der Seite des Beckens beschweren, wo die Hand des Babys drückt. Dieser Schmerz ist die ganze Zeit über da, nicht nur während einer Wehe.

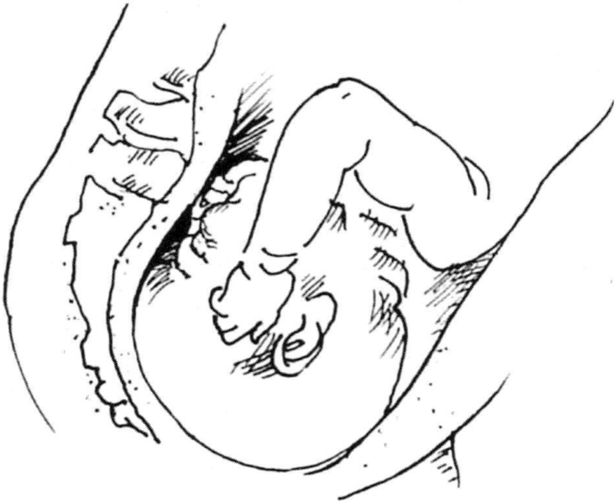

14 Vorliegen einer Hand.

Praxis-Tipps:

- Ein Wechsel der Position ist hier angebracht. Bitten Sie die Frau, die eine, dann die andere Hüfte anzuheben, um dem kindlichen Köpfchen zu ermöglichen, an der Hand vorbeizurutschen.
- Alternativ dazu kann sich die Frau auf einem Knie niederknien.
- Es ist auch einen Versuch wert, die Frau zu ermutigen, ihre Hüften nach vorne zu bringen, um den zur Verfügung stehenden Raum in der Beckenmitte zu vergrößern. Hierzu soll die Frau eine Seite ihres Körpers nach vorne schwingen, gleichzeitig ihr Knie beugen und auf die Zehen gehen. Diese Übung soll sie auf der anderen Seite wiederholen. Bewirkt werden soll, dass das Köpfchen an der Hand vorbei geschaukelt wird. Es sieht zwar seltsam aus, funktioniert aber.
- Sollte der **Handvorfall erst in der AP bemerkt** werden (üblicherweise wegen Verzögerung; bei der vaginalen Untersuchung fühlt man die kleinen Finger), wird das Baby hoffentlich seinen Arm hochziehen und sein Kopf wird herunterkommen. Dieser Effekt tritt eher ein, wenn die vaginale Untersuchung an der stehenden Frau durchgeführt wird, oder wenn diese sich im Vierfüßlerstand befindet.

Vorliegen eines Armes

Hier lehnt sich ein Arm des Kindes gegen das Promontorium und stellt so am Beckeneingang ein Hindernis dar. Dieses Phänomen ist bei mehrgebärenden Frauen verbreitet, bei denen das Baby oft spät in das Becken eintritt. Vielleicht hat es am Daumen gelutscht, als es anfing, sich nach unten zu begeben! Diese Lage wird von einem ganz speziellen Schmerz begleitet. Zwischen den Wehen geht es der Frau wunderbar, aber während der Wehen beklagt sie sich bitterlich über Schmerzen im Kreuzbein. Diese werden vom Arm des Kindes verursacht, der gegen das Kreuzbein gepresst wird. Der Arm befindet sich meist vor dem Kinn des Babys. Auch hier hat man häufig mit Bewegung und Beugung des Beckens Erfolg, weil man so mehr Raum schafft.

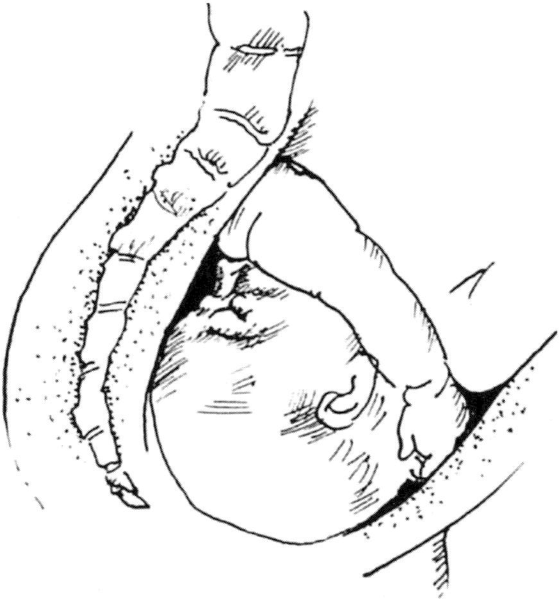

15 Vorliegen eines Armes.

Praxis-Tipps:

- Bitten Sie die Frau, zwischen den Wehen eine Hüfte tiefer zu bringen als die andere. Meist wird das Baby sich den zusätzlichen Raum sehr schnell zu Nutze machen.
- Manchmal reicht es schon, die Frau zur Toilette zu schicken, um die Blase zu entleeren. Wenn sie sich dreht, um sich auf die Toilette zu setzen, wird eine Hüfte angehoben (d. h. die Spinae sind nicht mehr auf gleicher Ebene), und der Kopf des Babys kann an dem Arm vorbeirutschen.
- **Achtung**, wenn das geklappt hat, kann die Geburt sehr schnell gehen!

Diese drei anomalen Lagen sind die einzigen, die man als Abweichungen von der Normalität betrachten kann. Jede andere Lage wird Probleme verursachen, da der normale Mechanismus der Beugung nicht erfolgen kann.

Die oben beschriebenen regelwidrigen Positionen können leicht festgestellt und ebenso leicht behoben werden. **Bewegung** als Reaktion auf Schmerz und Druck wird die meisten von ihnen beheben. Diese Maßnahmen sind besonders wichtig, wenn Hebammen Hausgeburten begleiten oder in Geburtshäusern arbeiten. Dieses Wissen soll verhindern, dass Frauen unnötig in ein Krankenhaus verlegt werden. Hat man einmal die Fähigkeit entwickelt, Babys dazu zu bringen, sich zu bewegen, wird die Verlegungsrate minimal sein.

Jedoch sollte keine Frau in bestimmte Positionen oder Bewegungen gebracht werden, die ihrem Körpergefühl widersprechen. Es gibt kein Versagen der gebärenden Frau. Die Probleme rühren eher daher, dass das geburtshilfliche Team oft nicht in der Lage ist, zu verstehen, was das Baby braucht, und wie man dafür sorgt, dass es dies auch bekommt.

Komplikationen der hinteren Hinterhauptslagen

Quer- oder Schräglagen

Diese treten eher bei mehrgebärenden Frauen auf, deren Bauch- und Uterusmuskulatur vorgedehnt ist. Sie sind nicht sehr häufig. Viele Ärzte und Hebammen haben Angst vor der Diagnose einer instabilen Lage am Ende der Schwangerschaft. Es stimmt, dass es bei einer kleinen Minderheit zu einem **Nabelschnurvorfall** unter der Geburt kommen kann, aber dies ist extrem selten. Eine normale Nabelschnur treibt im Fruchtwasser und wenn das Baby mit dem Gesicht nach hinten liegt, gibt es ohnehin nichts, gegen das es die Nabelschnur komprimieren könnte. Die Nabelschnur müßte sich zwischen dem Promontorium und dem Brustkorb des Kindes befinden, um eingedrückt werden zu können. Da es hinten im Becken zwei tiefe Wölbungen gibt, ist es viel wahrscheinlicher, dass sich die Nabelschnur in einer von diesen befindet. Das Baby sollte seinen Rücken zwischen der linken Hüfte und dem Nabel der Mutter haben. Besteht es bei der mehrgebärenden Frau darauf, auf der rechten Seite zu liegen, dann ist das kein Problem. Wenn die Braxton-Hicks-Kontraktionen gegen Ende der Schwangerschaft zunehmen, wird der uterine Muskeltonus erhöht. Das allein kann schon reichen.

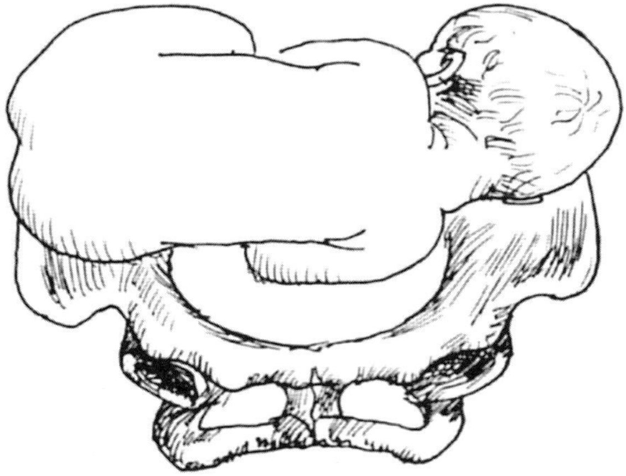

16 Querlage.

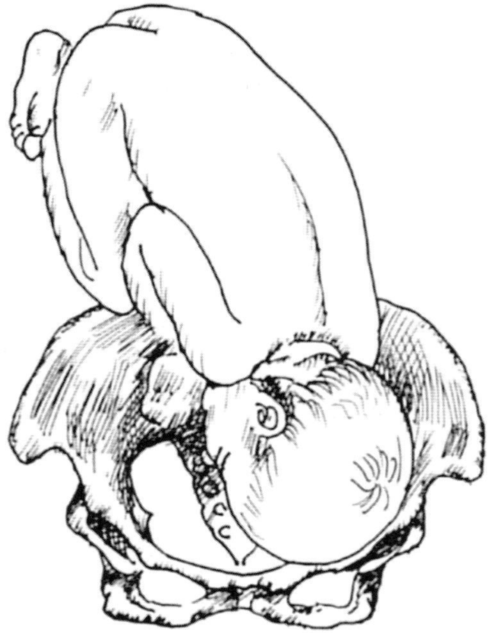

17 Schräglage.

Praxis-Tipps:

- Vor Beginn der Geburt kann ein gut passender **Schwangerschaftsgurt** helfen, den Feten dazu zu bewegen, korrekt in das Becken einzutreten. Als diese Gurte noch öfter im Gebrauch waren, blieben die Babys da, wo sie sein sollten. Schwangerschaftsgurte werden angelegt, während die Frau sich nach vorne beugt. Sie sollten sehr fest unter dem Uterus und über den Hüften sitzen, darüber jedoch einigermaßen locker. Sie haben die Funktion, den unteren Uterus nach hinten gerichtet zu halten und ihn von den Seiten her zu unterstützen, so dass sich das Baby am wohlsten fühlt, wenn es mit seinem Rücken nach vorne gerichtet ist. Da es sein Köpfchen nicht vor die Symphyse bringen kann, wird es ermutigt, dieses einzuziehen bzw. zu beugen.

Die okzipito-posteriore Schädellage

Obwohl die hintere HHL oben schon beschrieben wurde, sollte man sie noch einmal genauer betrachten, weil diese Lage des Feten Einfluss auf den gesamten Geburtsablauf haben wird.

Vor der Geburt

Das Stadium der Vorwehen kann so lange wie der Geburtsvorgang selbst dauern. Eine Schwangere mit einem Baby in hinterer Lage glaubt vielleicht sogar, dass sie wegen der unangenehmen Braxton-Hicks-Kontraktionen Geburtswehen hat, die sie schon

Wochen vor der eigentlichen Geburt erlebt. Der einzige Grund, warum sie dies als so unangenehm empfindet, ist, dass das Baby versucht, sich in die vordere Lage zu drehen. Manche dieser „Eintrittsschmerzen" können bis zu 15 oder 20 Minuten dauern! Die Blase und die Symphyse der Schwangeren bekommen dabei Blessuren. Um diesen Schmerz zu vermeiden, ist die Frau geneigt, ihren Bauch und ihre Gebärmutter hochzuziehen, was die Wahrscheinlichkeit noch weiter reduziert, dass das Baby in die vordere Lage kommt und somit in den Beckeneingang eintritt. Aber das Baby gibt nicht auf und versucht es bei der nächsten Gelegenheit aufs Neue. Kein Wunder also, dass die Schwangere in dieser unangenehmen vorgeburtlichen Phase ungeduldig, frustriert und aufgrund von Schlafmangel völlig erschöpft ist.

Mögliche Folgen:
- Kein Eintritt in den Beckeneingang
- Häufig Übertragung
- Alterung der Plazenta
- Verhärtung der Schädelknochen
- Die Möglichkeit der Verformung des Schädels reduziert sich
- Die Möglichkeit des vorzeitigen Blasensprungs
- Spontaner Wehenbeginn oder Einleitung durch Oxytocin
- Der Verlust des Fruchtwassers bedeutet ein Verlust von Unterstützung und Schutz für den Feten

Praxis-Tipps:

- Babys in hinterer HHL und ihre Mütter brauchen unsere Sachkenntnis und professionelle Hilfe. Wir können fast alle hinteren Lagen verhindern, wenn wir unsere Bemühungen auf die vorgeburtliche Zeit konzentrieren. Was stellen wir also fest, wenn wir bei einer Erstgebärenden in der 36. SSW bzw. bei einer Mehrgebärenden in der 39. SSW mit einem Baby in hinterer Lage konfrontiert werden?
  - einen hohen, flachen Bauch
  - „kleine Teile", d. h. Arme und Beine, an der Oberseite
  - den Rücken des Feten auf der rechten Seite
  - die Herztöne werden in der rechten Flanke gehört und die Herzklappen sind häufig schwierig zu finden
- Spätestens hier helfen wir der Frau, ihr Baby in die optimale Lage zu bringen – mit Hilfe dieses Büchleins!

Während der Geburt

Beginnen die Geburtswehen, kann es sein, dass der Kopf in gerader, aufrechter Haltung in das Becken eintritt. Die Wehen neigen den Fundus nach vorne und bringen so den Steiß ebenfalls nach vorne, so dass nach einiger Zeit der Kopf evtl. gebeugt genug ist, um in den Beckeneingang einzutreten. Wenn er sich langsam hinunter bewegt, noch immer aufrecht, kann er nur einen kleinen Teil des zur Verfügung stehenden Raumes im Becken nutzen. Der Kopf kann sich nicht in die Wölbung des Kreuzbeins begeben. Der Druck der Wehen verläuft schräg an der Vorderseite des Feten vorbei, wobei ein großer Teil der Kraft verloren geht. Der übrige Druck gelangt zum unteren Uterussegment, weniger zur Zervix. Der Druck der Wehen kommt 2 bis 3 cm vor der Zervix an, daher ist die Eröffnung verlangsamt. Die Phase des Verstreichens ist signifikant verlängert, weil kein oder nur wenig ineffektiver Druck auf die Zervix ausgeübt wird. Wenn der Kopf an den Spinae vorbei muss, muss er seinen Umfang von 35,5 cm auf weniger als 30 cm reduzieren oder aber es gibt tiefe Eingrabungen auf beiden Seiten des Kopfes.

Der Schädel des Kindes ist in der Lage, sich genügend zu konfigurieren, um an den Spinae und dem vollständig eröffneten Muttermund vorbeizukommen. Jetzt kann er gegen den Beckenboden in eine vordere Lage rotieren. Von hier aus geht die Geburt normal weiter. Jedoch benötigt man aufgrund des „fetal distress“ bzw. der mütterlichen Erschöpfung häufig geburtshilfliche Interventionen.

Weitere Möglichkeiten

- **Mangelnder Geburtsfortschritt in der EP**
  Hier tritt das Kind schräg in das mütterliche Becken ein, mit dem Gesicht zur linken Seite der Mutter. Der Muttermund (MM) eröffnet sich bis auf 5 cm, aber darüber hinaus nicht weiter aufgrund der schwachen Wehen. Wehenfördernde Mittel werden evtl. versucht oder man fällt die Entscheidung für einen Kaiserschnitt. Es kommt dabei viel auf den Zustand von Mutter und Kind an.
- **Tiefer Querstand**
  Hier steigt der Fetus seitlich liegend hinab, bis er die Spinae erreicht, die 9,5 bis 10 cm weit auseinander liegen. Der kindliche Kopf misst von vorne bis hinten

11 cm, d. h. er kommt an dieser Stelle nicht weiter. Hier gibt es keinen Ausweg, es sei denn, das Köpfchen kann sich verformen oder das Baby dreht sich entweder nach vorne oder nach hinten. Ansonsten ist der Kaiserschnitt die übliche Lösung.

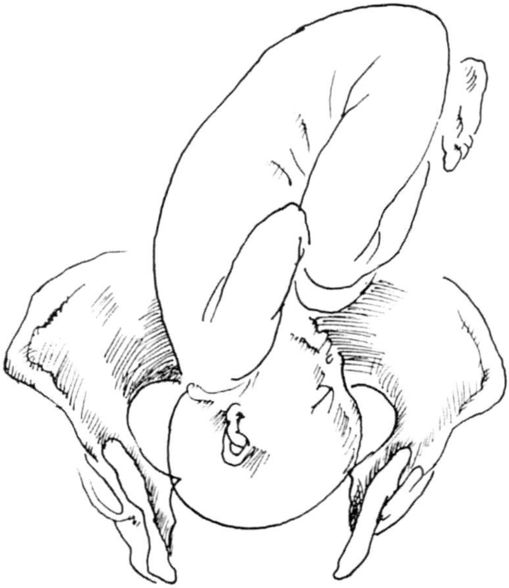

18 Tiefer Querstand.

- **Mangelnder Geburtsfortschritt in der AP**
  Rotiert der Fetus nicht auf Beckenboden, kann er „steckenbleiben“. Der große Durchmesser des Kopfes, der den Damm zu dehnen versucht, kann den Fortschritt der Geburt behindern und das Baby an diesem Punkt einklemmen. Dies trifft um so mehr zu, wenn die Frau in der AP im Bett liegen muss. Die liegende Position, sitzend oder halb-sitzend/zurückgelehnt vergrößert auf dramatische Weise das Geburtshilfliche Knie, bei gleichzeitiger Anspannung der großen Gesäßmuskeln, was bedeutet, dass die Michaelissche Raute sich nicht nach hinten bewegen kann, so wie sie sollte. Die Notwendigkeit einer Zangengeburt kann stark reduziert werden, wenn die Frau dazu angehalten wird, mobil zu bleiben.

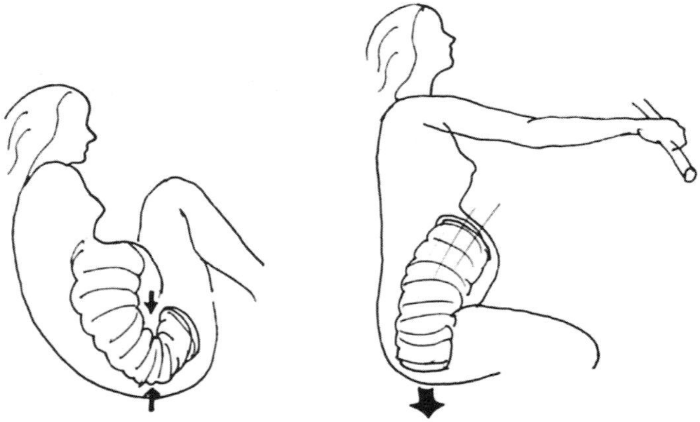

19 Vergleich zwischen sitzender und aufrechter Gebärhaltung.

- **Spontangeburt in persistierender okzipito-posteriorer Schädellage**
  Die Geburt schreitet voran, wenn es dem Fetus in hinterer HHL gelingt, sich um 45 Grad nach hinten zu drehen, um an den Spinae vorbei zu gelangen. Die Frau schafft es, beim Pressen genügend Druck auszuüben, um das Baby bis auf den Beckenboden hinunter zu bewegen. Das Kind beugt seinen Kopf und der Hinterkopf wird über den Damm geboren, gefolgt vom Gesicht, wenn der Kopf in Streckung geht. Kopf und Körper drehen sich um 90 Grad. Es folgen die übliche hintere Schulter, die vordere Schulter und schließlich der Körper. Es ist wichtig, dass die Frau aufrecht bleibt (kniend oder stehend, so dass sie in der Lage ist, sich mit ihren Armen an etwas festzuhalten, das höher als ihre Taille liegt), damit ihr Gewicht vor den Sitzhöckern bleibt.

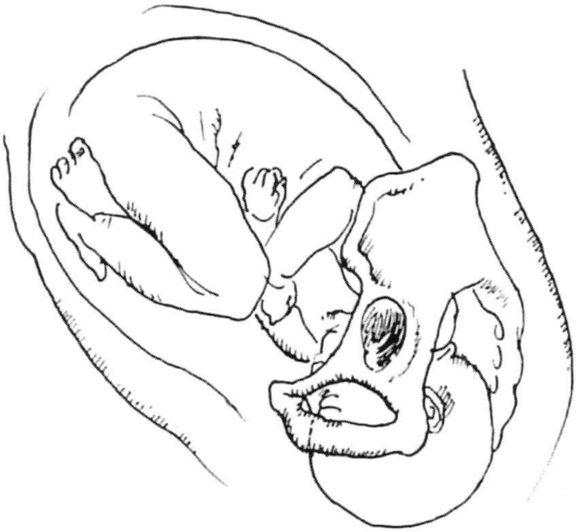

20 Persistierende okzipito-posteriore Schädellage.

Warum ist die Optimierung der Kindslage so wichtig?

Einer Frau verstehen zu helfen, was ihr Baby braucht, um mit einem Minimum an Trauma (sowohl für das Kind als auch für sie selbst) geboren zu werden, ist heutzutage eine Herausforderung für alle, die in der Geburtshilfe tätig sind.

Um uns dieser Herausforderung zu stellen, müssen wir uns das, was wir über die Anatomie und Physiologie des kindlichen Schädels, des mütterlichen Beckens und des Uterus gelernt haben, noch einmal genauer betrachten. Die heutige Lehrmeinung sieht diese als voneinander getrennte Teile an, die unabhängig voneinander funktionieren. Dennoch ist die Reise des Feten durch das Becken eine technische Leistung, die das Zusammenspiel beider Parteien (nämlich Mutter und Kind) als „integriertes Paket" erfordert. Wie diese Interaktion als ganzheitlicher Prozess geschieht, wird selten vermittelt.

Haben wir dies einmal verstanden – etwa in Seminaren und Workshops zur Optimierung der Kindslage und durch das Aufarbeiten begleiteter Geburten (zum Beispiel mit Hilfe eines Beckens und einem Baby in Lebensgröße, um den Prozess jeder Fallstudie demonstrieren und rekonstruieren zu können), dann sind wir auch in der Lage, diese Informationen an Schwangere und ihre Partner weiterzugeben und zwar in einer Sprache, die sie verstehen.

> Die Frau sollte die Bedeutung der Position, die ihr Kind vor bzw. bei Geburtsbeginn einnimmt, erkennen, weil dies weitreichende Auswirkungen auf die Art und Weise der Geburt haben kann.

Es ist nicht ungewöhnlich, dass sich die Frau die Schuld an der Art der Geburt zuschreibt, obwohl eigentlich die Position des Babys der Hauptgrund für den Verlauf der Geburt war.

Sehr häufig ist die Erwartung anzutreffen, dass alles gut gehen wird, nur weil „der Kopf unten ist“. Der Frau wird ein falsches Sicherheitsgefühl vermittelt, indem ihr von Hebamme oder Arzt gesagt wird, alles sei prima. Das Baby ist vielleicht kurz vor der Geburt noch nicht in das Becken eingetreten, aber niemand stört sich daran, weil es sich noch drehen und in das Becken eintreten kann, wenn die Wehen beginnen. Dies passiert jedoch bei der erstgebärenden Frau selten. Eine Übertragung mit hoher Wahrscheinlichkeit einer Einleitung oder ein spontaner Wehenbeginn, der mit unkoordinierten Wehen und extremen Rückenschmerzen einhergeht und letztendlich zur Wehenförderung mit Syntocinon führt – ist oft das Szenario einer Geburt in hinterer HHL. Es ist dann kaum erstaunlich, wenn hierauf die Interventionskette folgt (siehe ▤ auf Seite 18, 19).

Wie verwirrend und bestürzend ist es für eine Frau und ihren Partner, wenn ihre Vorbereitungen und Hoffnungen auf eine natürliche Geburt zerstört werden, sobald sie während der Geburt erleben, dass ihr Baby „falsch liegt“. Manche Frauen bekommen niemals eine Erklärung dafür, warum ihre Geburten „schiefgelaufen" sind, und sie hegen Gefühle von Versagen und Wut, weil ihr Körper es nicht geschafft hat, ein Kind auf normalem Weg zu gebären. Viele brauchen Jahre, um über solche Geburtserfahrungen hinweg zu kommen.

Ist das Wissen über die Möglichkeiten einer Optimierung der Kindslage einmal vermittelt worden, können Frauen sich während der Schwangerschaft sicher über die Position des Kindes sein und dementsprechend handeln. Für manche mag das lediglich bedeuten, dass sie mehr Zeit in nach vorne gestützten Haltungen verbringen, bei anderen Frauen mit einer persistierenden okzipito-posterioren Schädellage kann es notwendig sein, sich mehr damit auseinander zu setzen (Akupunktur, Schwangerschafts-Kniehocker usw.). Wenn alles nichts hilft und das Baby sich nicht dreht, kann die Frau zumindest sagen, dass sie alle Selbsthilfemethoden versucht hat, ihr Baby aber (wahrscheinlich aus medizinischen Gründen) entschlossen war, seine Lage nicht aufzugeben. Sie kann dann mit ihrer Hebamme oder ihrem Arzt über den eventuellen Verlauf der Geburt sprechen und „Plan A, B oder C" aufstellen, je nach Bedarf. Die Frau und ihr Partner sind dann für jede Eventualität gerüstet und die postnatale Erholungsphase bzw. Genesung wird wahrscheinlich emotional weniger traumatisch sein.

Wer sollte die Optimierung der Kindslage weiter vermitteln?

All diejenigen, die mit Geburtsvorbereitung und Vorsorge von Schwangeren und deren Partnern zu tun haben. Hierzu zählen Hebammen und Ärzte, Geburtsvorbereiterinnen und Krankengymnastinnen.

Wo sollte dieser Unterricht stattfinden?

Überall da, wo man Schwangere antrifft bzw. wo Schwangere betreut werden. Zum Beispiel bei Vorsorgeterminen, Geburtsvorbereitungskursen oder Schwangerschaftsgymnastik. Frauen können lernen, die Anzeichen für die Position ihres Kindes festzustellen. Sie haben meist eine gute Vorstellung davon, wo sich ihr Baby bewegt und wo es sich befindet.

Wann sollte die Optimierung der Kindslage unterrichtet werden?

Frauen sind zu verschiedenen Zeitpunkten der Schwangerschaft empfänglich für Ratschläge. Als Faustregel kann man festhalten, dass ein angemessener **Zeitpunkt**, um über die Optimierung der Kindslage zu sprechen, dann gekommen ist, wenn über die Rolle des Feten im Geburtsverlauf gesprochen wird. Es ist sinnvoll, den Partner der Frau mit einzubeziehen, wenn die Vorzüge einer korrekten Haltung besprochen werden, weil dessen Einfluss zu einem großen Teil am Geburtserfolg beteiligt ist.

Der **Geburtsvorbereitungskurs** ist die ideale Zeit, über die Möglichkeiten zur Optimierung der Kindslage zu informieren, und zwar dann, wenn die Anatomie und Physiologie des Beckens und die Bewegung des Babys darin, sowohl vor als auch während der Geburt, besprochen werden. Dies kann schon in der ersten oder zweiten Stunde eines Kurses sein. Es ist hilfreich, wenn die Hebamme dies nicht nur an einem Becken und einer lebensgroßen Puppe demonstriert, sondern auch mit Hilfe ihres eigenen Körpers die idealen Haltungen, die das Baby in die vordere Lage bringen, zeigt.

Auch der Schwangerschafts-Kniehocker kann bei dieser Gelegenheit vorgeführt werden.

Naht das Ende der Schwangerschaft und die Position des Kindes wird bedeutsamer (32. SSW für Erstgebärende und 38. SSW für Mehrgebärende), kann die Frau an die unterstützenden Maßnahmen erinnert werden, die sie anwenden kann, um sicher zu gehen, dass das Baby die bestmögliche Chance hat, optimal in das Becken einzutreten. Kooperation ist selten ein Problem, weil die meisten Frauen eine gute Verbindung zu ihren Babys haben und neugierig darauf sind, herauszufinden, in welcher Position er oder sie sich befindet.

Schwangere verstehen die Bedeutung dieser optimalen Position auch ganz schnell. Auch wenn die negativen Aspekte einer Geburt in okzipito-posteriorer Lage dabei nicht übertrieben dargestellt werden sollten, müssen die verschiedenen Möglichkeiten einer Fehlhaltung des Feten erklärt werden. Eine Diskussion über das Baby in Steißlage kann zu diesem Zeitpunkt ebenfalls erfolgen.

Wer wird von der Optimierung der Kindslage profitieren?

Jeder, der mit dem Geburtsprozess zu tun hat, wird von der Optimierung der Kindslage profitieren, inklusive der

- **Babys:** weil sie mit dem geringsten Anteil an möglichen Schädigungen, vor allem am Schädel, sanft auf die Welt kommen. Ihre postnatale Entwicklung ist meist normal ohne bzw. mit weniger Komplikationen, die auf ihr Geburtserlebnis zurückzuführen sind.
- **Mütter:** weil ihre Kinder um den errechneten Termin herum geboren werden und das meist mit einem Minimum an Trauma und unnötiger Aufre-

gung. Und obwohl es sich um harte Arbeit handelt – im Endeffekt ist es ein zufriedenstellendes Ergebnis. So sind Mütter meist in der Lage, den Übergang zur Mutterschaft in aller Komplexität freudig zu erleben und haben einen guten Start.

- **Hebammen:** weil mehr und mehr Babys ohne medizinische Hilfe geboren werden können und dadurch die langen Stunden, die mit Frauen unter der Geburt verbracht werden und die mit Stress und mangelnden Sicherheitsbedingungen einhergehen, reduziert werden. Es bleibt mehr Zeit, sich um Mütter zu kümmern, die wirklich Hilfe brauchen (solche, deren Geburten schwierig werden und die daher mehr Hilfe und Unterstützung auch im Wochenbett benötigen). Auch die Zufriedenheit im Beruf wird verbessert.
- **Krankenhausverwaltung/Krankenkassen:** wenn Babys ohne die teure Geburtsmedizin zur Welt kommen, reduzieren sich die Kosten einer geburtshilflichen Abteilung erheblich, und die Bettenzahl kann gesenkt werden.

Fallbeispiele

Vordere Hinterhauptslagen

Beispiel 1: Scheitelbeineinstellung

Liz sollte ihr drittes Baby zu Hause bekommen. Sie wohnte 50 km weit vom nächsten kleinen Entbindungskrankenhaus entfernt und weitere 50 km von einer größeren Klinik.[1] Ihre bisherigen Geburten waren schnell und unkompliziert verlaufen. Sie hatte sich im Entbindungskrankenhaus „für alle Fälle" vorgestellt, sich aber mit der freien Hebamme ihrer Wahl auf eine Hausgeburt vorbereitet.

Die Geburt begann mit dem Baby in Schädellage (1. v. HHL), aber noch über BE. Liz blieb aufrecht und mobil; regelmäßige Wehen etablierten sich, wobei die Geburt recht langsam voranging. Sie sagte immer wieder, dass sie tief in der linken Seite Schmerzen verspüre. Um 13 Uhr war der Muttermund 8 cm geöffnet. Um 15 Uhr war er immer noch gleich weit geöffnet. Irgendetwas stimmte nicht. Vielleicht brauchte das Baby mehr Platz, um seinen Kopf in eine bessere Ausrichtung zu

---

1 Die kleinen, im ländlichen Raum gelegenen Entbindungskrankenhäuser (maternity hospitals) in Neuseeland sind nur für komplikationslose Geburten gedacht. Bei Anzeichen von Komplikationen werden die Schwangeren in größere Krankenhäuser (base hospitals) verlegt, die für alle Situationen ausgestattet sind. Wegen der weiten Entfernungen muss eine Verlegung frühzeitig erfolgen.

bringen? Irgendetwas musste ausprobiert werden, weil, sollte ein Krankenwagen nötig werden, das Baby wahrscheinlich auf dem Weg zum Entbindungskrankenhaus geboren werden würde.

Die Hebamme bat Liz, sich vornüber gegen die Küchenarbeitsplatte zu lehnen. Ein Packen Bücher wurde durch eine Plastiktüte zusammengehalten und vor sie auf den Boden gestellt. Zwischen den Wehen stellte Liz erst den einen Fuß, dann den anderen auf das Bücherpaket. Gleichzeitig machte sie mit ihrem Becken kreisende Bewegungen. Mit der fünften Wehe stellte sich der Erfolg ein. Der Kopf des Kindes bewegte sich und Liz spürte, dass sie es geschafft hatte. Die Fruchtblase sprang und das Baby kam rasch herunter. Liz ging ins Hohlkreuz und Sam kam auf die Welt. Welch eine Erleichterung! Nicht nur für Liz, auch für die Hebamme!

Beispiel 2: Hand am Ohr

Es war Julies erste Geburt und alles ging bestens. Sie hatte ein Baby in vorderer Schädellage, tief im BE und von angenehmer Größe. Sie verfügte auch über ein geräumiges Becken, was vermutlich der Grund dafür war, dass das Baby es geschafft hatte, sein Händchen an sein Ohr zu legen. Die Eröffnungsphase war nach 5 Stunden vorbei, und die „Entspanne dich und sei dankbar-Phase“ (Übergangsphase) schien nicht enden zu wollen.

Verschiedene Maßnahmen wurden probiert: Becken-Schaukeln, Marschieren auf der Stelle, Seitenlage. Aber dieses Baby war nicht daran interessiert, herauszukommen! Schließlich untersuchte die Hebamme Julie, während diese sich auf ihrem Bett nach vorne abstützte. Die Fruchtblase ging während der Untersuchung auf, und es stellte sich heraus, dass die Zervix weder hinten noch vorne getastet werden konnte. Die Seiten des Kopfes wurden abgetastet. Erfolg! – die Hand des Babys war an seinem Ohr, und sobald die Finger der Hebamme die Hand berührten, zog es sie weg.

Zehn Minuten später wurde das Baby geboren, während sich Julie noch in einer stehenden, nach vorne gelehnten Position befand. Die Hebamme sah zum ersten Mal, wie eine Frau ihr Becken kippt und ihren Rücken ins Hohlkreuz bringt, wie Michel Odent seinen „Foetal ejection reflex" beschreibt. Das Kreuzbein (die Michaelissche Raute) bewegte sich zur gleichen Zeit nach hinten, während sich das Steißbein aufrichtete; auf diese Weise erweiterte sich der zur Verfügung stehende Raum im Beckenausgang und somit verkürzte sich die Geburtsdauer.

Beispiel 3: Arm als Hindernis am Beckeneingang

Lisas erstes Kind war mit Kaiserschnitt geboren worden, nach langen, erfolglosen Versuchen mit Wehenförderung, die bei einer MM-Öffnung von 5 cm gescheitert waren. Sie hatte sich nicht mit dieser Geburtserfahrung abgefunden und war sehr böse auf den Frauenarzt, der ihr immer wieder eine primäre Sectio für dieses zweite Kind vorschlug. Es war ein großes Kind; in der 40. SSW lag es in der vorderen HHL. Lisa bat den Geburtshelfer um mehr Zeit, und dieser stimmte widerwillig einer täglichen „non-stress Überwachung" zu. In der 41. SSW plus drei Tage konnte ein Fortschritt erzielt werden, aber die Wehen waren unregelmäßig. Die Wehen veränderten auch die Form ihres Bauches. Zwischen den Wehen ging es Lisa gut. Sie beschäftigte sich zu Hause noch mit Kleinigkeiten und machte sich für die Fahrt ins Krankenhaus fertig. Das Schlimmste waren die starken Rückenschmerzen, die sie bei jeder Wehe verspürte. Später beschrieb sie ihrer Hebamme diesen Schmerz wie einen Schlag gegen die Innenseite ihres Kreuzbeins. Es waren nicht die gleichen Rückenschmerzen wie bei ihrer ersten Geburt.

Nachdem Lisa im Krankenhaus aufgenommen worden war, blieb sie in aufrechten Positionen. Es war klar zu sehen, dass sie bei jeder Wehe starke Schmerzen hatte. Ihr Geburtshelfer interessierte sich nicht für sie, er hielt sich nur für eine Not-Sektio bereit. Eine Dosis Dolantin wurde Lisa angeboten, „um zu sehen, ob das hilft". Weil sie es satt hatte und unter so starken Schmerzen litt, entschied sie sich, das Schmerzmittel anzunehmen, ging aber vorher noch einmal zur Toilette. Als sie sich herumdrehte, um sich auf die Toilette zu setzen, hob sie eine Hüfte an und der Kopf des Babys glitt an dem Arm vorbei. Zum Glück hatte Lisa ein Zimmer mit Bad, ansonsten hätte sie es niemals zurück zum Bett geschafft. Kaum auf dem Bett und im Vierfüßlerstand, hatte sie einen unüberwindbaren Pressdrang und ihre Tochter glitt auf die Welt – das ist die einzige Art, es zu beschreiben! Lisa war überglücklich mit dieser Geburt. Die ganze Sache hätte jedoch viel kürzer sein können und sollen. Eine aktivere Reaktion auf ihre Rückenschmerzen sowie die Ermutigung, sich in nach vorne gelehnte Positionen zu begeben, hätten das Baby früher nach unten gebracht.

Beispiel 4: Schultereinstellung

Nicky war mit ihrem dritten Kind in der 37. SSW schwanger, als sie zu ihrem Hausarzt zur Routineuntersuchung ging. Ihre beiden vorherigen Geburten waren schwierig gewesen, und sie war von der kleinen Entbindungsstation in ein größeres Krankenhaus verlegt worden. Sie wollte nicht, dass dies noch einmal passierte. Bei diesem Arztbesuch stellte sich heraus, dass das Baby mit der Schulter nach unten lag, sein Kopf auf der linken Seite der Mutter und sein Rücken nach vorne. Die Schulter schien fest im Beckeneingang zu sitzen. Nickys Hausarzt wollte schon das Krankenhaus anrufen, um sie zu einem Geburtshelfer zu überweisen, besann sich aber dann und überwies Nicky zurück zu ihrem örtlichen Krankenhaus – evtl. werde das Personal sich dort eine Lösung ausdenken.

Nicky wurde gebeten, Positionen einzunehmen, die ihr Baby dazu ermutigen würden, seine Schulter aus ihrem Becken zu heben. An den nächsten vier Tagen ging Nicky in die Knie-Ellenbogen-Lage, wann immer sie daran dachte. Wenn sie sich ausruhte, legte sie sich zwei Kissen unter ihren Po. Als sie zur Hebamme im Krankenhaus zurückkam, hatte sich an der Position des Babys nichts geändert. Die Hebamme entschied sich, Nicky im Krankenhaus für eine primäre Sectio anzumelden. Aber Nickys Reaktion war spontan – sie wollte keinen Kaiserschnitt! Die Hebamme erklärte ihr daraufhin noch einmal, wie man die Schulter des Kindes aus dem Becken bekommen könnte. Mehr als je zuvor war Nicky entschlossen, durch ihre Haltungen und Positionen dafür zu sorgen, dass das Baby sich bewege.

Am nächsten Morgen erhielt die Hebamme einen Anruf von Nicky, die ihr erzählte, dass das Baby sich gedreht habe, weil sie seinen Po unter ihren Rippen fühlen könne! Nicky beschrieb, wie sie sich rücklings auf dem Fußboden gelegt, die Füße über den Rand der Couch gehängt und den Po mit Kissen unterstützt hatte. Nach einer kurzen Zeit habe sie gespürt, wie ihr Baby „zurück in ihren Bauch gefallen“ sei. Es habe dann ganz schlau seinen Kopf in den Beckeneingang gesetzt. Nicky hatte Glück, weiche Bauchmuskeln zu haben. Doch ohne diese wäre das Baby wahrscheinlich auch nicht quer zu liegen gekommen.

Um den errechneten Termin herum gebar Nicky nach drei Stunden im örtlichen Entbindungskrankenhaus einen Jungen von 3860 Gramm. Zurückblickend glaubte die Hebamme, dass die Instruktionen zur Optimierung der Kindslage beim ersten Mal nicht richtig zu Nicky durchgedrungen waren und sie deshalb die Körperhaltungen und Positionen nicht lange und intensiv genug eingenommen hatte. Als der Kaiserschnitt erwähnt wurde, wurde es Nicky klar, dass sie die Einzige war, die an dieser Situation etwas ändern konnte. Sie musste sich aktiv in Bewegung setzen, wenn sie wirklich die Chance auf eine normale Geburt wahrnehmen wollte.

Hintere Hinterhauptslagen

Beispiel 5: Drehung vor der Geburt

Jennie war mit ihrem ersten Kind in der 39. SSW schwanger, als entdeckt wurde, dass ihr Baby in okzipito-posteriorer Schädellage weit über BE lag. Die Hebamme konnte die Beine und Arme des Feten durch Jennies Bauchdecke tasten. Es war ein großes Kind. Die Situation sah nicht allzu vielversprechend aus. Jennie wollte jedoch keine Einleitung im Krankenhaus, daher war sie mit einem Plan einverstanden, der vorsah, es dem Baby ungemütlich zu machen, in der Hoffnung, dass es sich dann drehen würde. Jennie nahm einen Schwangerschafts-Kniehocker mit nach Hause, auf dem sie so oft wie möglich sitzen sollte. Das Gewicht des Babys machte es Jennie sehr unbequem, auf dem Stuhl zu sitzen, dennoch ließ sie sich nicht davon abhalten. Am späten Nachmittag ging sie ins Bett, um sich auszuruhen. Sie arrangierte ihre Kissen so, dass sie auf dem Bett in der Bauchlage war und so eine „tiefe Hängematte" formte. Dadurch fiel die Unterstützung der Bauchmuskulatur weg, die das Baby bisher erhielt. Das Kind mochte dies nicht und begann, sich zu drehen. In der Nacht platzierte Jennie ihre Kissen genauso. Während der ganzen Nacht gab es kontinuierlich Aktivität in Jennies Gebärmutter, und als sie am Morgen aufstand, hatte ihr Bauch eine andere Form!

Am nächsten Morgen bestätigte die Hebamme bei einer Vorsorgeuntersuchung, dass das Baby sich gedreht hatte. Jennie ging nach Hause, um zu schlafen, aber gegen 14 Uhr kehrten sie und ihr Partner zum Entbindungskrankenhaus zurück. Kurz vor 18 Uhr wurde ein 4350 Gramm schwerer Junge geboren. Jennie war sehr zufrieden mit sich selbst, hatte es doch eine Zeit gegeben, als sie eine Einleitung, möglicherweise sogar eine Zangengeburt oder einen Kaiserschnitt, erwarten musste, falls sich das Baby nicht drehen würde. Die Hebamme freute sich, weil Jennies Baby nur so kurze Zeit benötigte, um sich in die vordere Lage zu drehen. Die meisten Kinder benötigen dafür nämlich ein paar Tage.

Beispiel 6: Drehung vor der Geburt

Bei Melissas Vorsorgeuntersuchung in der 36. SSW wurde festgestellt, dass sich ihr Baby (ihr erstes) in der 2.h. HHL befand. Bewaffnet mit dem Schwangerschafts-Kniehocker und der Instruktion, soweit dies möglich sei, ihre Knie niedriger als ihr Gesäß und ihren Bauch niedriger als ihre Wirbelsäule zu halten, ging Melissa nach Hause. Sie war entschlossen, ihr Baby dazu zu ermutigen, sich in die erste vordere HHL zu drehen. Als weitere Alternative zum Sitzen auf dem Kniehocker legte sich Melissa vornüber auf einen großen Sitzsack, wenn sie fernsah oder las. Am schwierigsten fand sie es, den Versuchen ihrer Mitmenschen, sie zum „Hinlegen und Ausruhen" zu überreden, zu widerstehen. Ihr Partner unterstützte sie jedoch großartig. Er war sich ebenso sicher, dass sie das Baby dazu überreden würden, sich zu drehen.

Bei der Untersuchung in der 38. SSW war das Baby in der ersten vorderen HHL und fest im BE. Die Hebamme beruhigte Melissa, dass – solange das Baby so bleibe – die Wehen um den Geburtstermin herum beginnen würden und dass ihr Plan für eine natürliche, aktive Geburt realistisch sei.

Melissa begann die Geburt zwei Tage nach dem errechneten Termin. Es kam zu einer spontanen vaginalen Geburt (kniend über einen Sitzsack) nach vier

Stunden und 20 Minuten ohne übermäßig starkes Pressen in der AP. Eine sehr glückliche Familie war in der Lage, voller Selbstvertrauen zu sagen: „Wir haben es selbst geschafft".

Beispiel 7: Drehung vor der Geburt

Jane befand sich mit ihrem Kind in der 41. SSW (40 + 3). Sie hatte viele Braxton-Hicks-Kontraktionen, die dreimal dazu führten, dass sie dachte, sie habe bereits Geburtswehen, nur um nach einigen Stunden festzustellen, dass diese wieder aufhörten. Mit drei Kindern unter fünf Jahren und durchwachten Nächten wegen der Braxton-Hicks-Kontraktionen, war sie das Ganze verständlicherweise leid. Nach drei vorherigen Geburten aus hinterer HHL wünschte sie jetzt eine Einleitung und eine PDA.

Ihre Hebamme sah keinen Grund für eine Einleitung. Sie glaubte, dass, wenn man Janes Baby gut zurede, sich in der korrekten Position an den Beckeneingang zu begeben, die Einstellung ins Becken und die Wehen kurz darauf beginnen würden. Bewaffnet mit Informationen über hilfreiche mütterliche Positionen, kam Jane nach Hause, um diese dort in die Praxis umzusetzen. Zur Abendbrotzeit war sie überzeugt, dass das Baby sich in den Beckeneingang eingestellt hatte, weil viele unbequeme Aktivitäten stattgefunden hatten. Wie besprochen, schlief Jane in der Nacht auf ihrer linken Seite – und um drei Uhr morgens wurde sie von einer starken Wehe geweckt.

Um vier Uhr war sie mit starken Wehen im Krankenhaus, und bettelte um eine PDA. Ihre Hebamme beruhigte sie und sagte ihr, dass ihre Geburt sehr schnell gehen würde, da das Baby in der perfekten Position sei. Und so war es auch – nach einer weiteren halben Stunde, die Jane in Seitenlage verbrachte, kam ihr großes Baby, ein Sohn, zur Welt. Kein Dammschnitt, kein Riss. Nach drei vorangegangenen langen und medikalisierten Geburten diesmal endlich eine schnelle und leichte Geburt.

Beispiel 8: Spontane Drehung in Beckenmitte

Morgens um 7.30 Uhr war Tania mit ihrem ersten Baby mitten in den Geburtswehen. Ein Schichtwechsel erfolgte, und die Hebamme, die aus dem Dienst ging, schlug vor, dass Tania vaginal untersucht werden sollte. Doch die übernehmende Hebamme fand es zu schade, die Atmosphäre im Raum zu stören, in dem Tania mit ihrem Partner gute Wehenarbeit leistete. Als Tania jedoch von einem Gang zur Toilette zurückkam, wollte sie wissen, wie weit der Muttermund schon eröffnet sei. Bei der vaginalen Untersuchung stellte sich heraus, dass es sich um eine hintere HHL handelte, die Zervix in der Mitte und 5 cm eröffnet war, und genau in der Mitte die vordere Fontanelle zu tasten war!

Tania wollte wissen, wie lange ihre Geburt dauern würde. Ihre Hebamme sagte ihr, das hänge von der Position ab, in der sie während der Wehen sein wolle. Könne man das Baby dazu überreden, sich zu drehen, könnte sie es möglicherweise um die morgendliche Teepause herum haben, sollte es sich jedoch nicht bewegen, gehe es wahrscheinlich bis zur „Teatime" (gegen 18 Uhr). Die Hebamme verließ Tania, um ihren anderen Pflichten nachzukommen; Tania war auf allen vieren, ihr Partner hielt feuchtwarme Tücher auf ihren Rücken.

Um 8.20 Uhr erschien Tanias Partner, um zu sagen, dass sie drücken wolle. Die Hebamme ließ sich darüber aus, dass ein Baby in hinterer HHL ein Stadium erreiche, das häufig vorzeitiges Pressen auslöse. Nachdem sie das gesagt hatte, hatte sie ein ungutes Gefühl, dass vielleicht auch sie es sein könnte, die diesmal daneben lag. Von der Tür zu Tanias Zimmer aus konnte sie sehen, dass Tania aufrecht kniete und sich am Bettrand festhielt. Ihre Hüften bewegten sich ungleichmäßig und es wurde eine Menge Lärm veranstaltet! Ein kleines Mädchen von 2930 Gramm kam schnell zum Vorschein. Tania war von 5 cm Eröffnung innerhalb einer Stunde bis zur Geburt gegangen. Drehung und Eröffnung waren sehr schnell erfolgt, als Tania in der EP in den Vierfüßlerstand gewechselt hatte und dann für die eigentliche Geburt eine aufrechtere Position angenommen hatte.

Für die Hebamme war es die schnellste Drehung gewesen, die sie bei einer erstgebärenden Frau gesehen hatte. Es handelte sich zwar um ein kleines Kind, aber wenn Tania nicht die Position eingenommen hätte, die ihre Geburt vorantrieb, hätte die Geburt wesentlich länger gedauert. So viel zu der Hebamme, die gedacht hatte, sie hätte schon alles gesehen! Für Tania aber war das Gebären ihres Kindes, nachdem sie eine lange Zeit ihres Lebens unglücklich gewesen war und infolgedessen ein niedriges Selbstwertgefühl hatte, ein positives Erlebnis.

Beispiel 9: Rotation in Beckenmitte mit Hilfe der Hebamme

Amy bekam ihr zweites Kind zu Hause. Die Geburt ging sehr langsam voran. Ihre Fruchtblase war 16 Stunden zuvor aufgegangen und der Muttermund erst 5 cm eröffnet. Das Baby befand sich in der hinteren HHL. Amy fragte sich langsam, ob eine Hausgeburt wirklich eine solch gute Idee sei.

Nach Besprechung mit der Hebamme willigte Amy ein, dass sie während drei Kontraktionen vaginal untersucht werden sollte, um zu sehen, ob sich der Kopf des Babys gegen die Finger der Hebamme drehen würde. Amy lag während dieser Untersuchungen durch die Hebamme auf dem Rücken. Amys Zervix war verstrichen, aber der MM immer noch erst 5 cm eröffnet. Die Hebamme hielt ihre beiden Finger weit auseinander, als sie das Köpfchen des Babys berührte. Als das Baby bei jeder Wehe heruntergedrückt wurde, formten die Finger der Hebamme einen falschen Beckenboden. Mitten in der dritten Wehe fühlte die Hebamme, wie das Köpfchen sich gegen ihre Finger drehte. Das war auch gut so, hatte Amy doch genug Schmerzen und Beschwerden durch diese Position gehabt, von den Wehen selbst einmal ganz abgesehen.

Die gute Neuigkeit war jedoch, dass das Baby sich in eine vordere HHL gedreht hatte, so dass die Zervix sich sehr schnell öffnete. Im Nu kam Amys Baby auf die Welt, und das zu Hause so wie geplant.

Schlussfolgerung

Die Optimierung der Kindslage ist kein neues Konzept. Seine Ursprünge können in alten Hebammenlehrbüchern nachgelesen oder durch Gespräche mit Hebammen, die als Schülerinnen bei alten und erfahrenen Hebammen gelernt haben, in Erfahrung gebracht werden. Was sich seit jenen Tagen, als Hebammen noch im „Lehrling-Meisterin"-Ausbildungssystem lernten, geändert hat, ist, dass durch unsere heutige Lebensweise Mütter mehr Risiken ausgesetzt sind als je zuvor. Gleichzeitig ist das frühere Wissen um die Geburt so gut wie verschwunden.

Moderne Hebammen streben mit diesem wiedererlangtem Wissen jedoch nicht nur ihre Unabhängigkeit und Anerkennung als Spezialistinnen für die normale Schwangerschaft und Geburt an, sondern ihre Konzepte zur Reduzierung der Rate der medikalisierten Geburten liegen letztlich im Interesse eines Jeden.

So könnte das Konzept der Optimierung der Kindslage gerade in unseren heutigen Rahmenbedingungen mit finanziellen Kürzungen (Gesundheitsreform) und dem zunehmenden Technologieglauben von großer Bedeutung sein. Denn nur Babys, die ihre Reise in der optimalen Position beginnen, machen aus dem Geburtserlebnis ein aufregendes Abenteuer und lassen es nicht zu einer quälenden Erfahrung für all diejenigen werden, die damit zu tun haben.

Anhang

Nachwort der Übersetzerin

Jean Suttons großes Verdienst ist es, neben ihrer Entwicklung des hier vorgestellten Konzepts, auch die Arbeit und die Bedeutung der Hebamme zu fördern. Die normale, unkomplizierte Geburt ist ihrer Meinung nach ein Ziel, das die meisten Frauen und Babys erreichen könnten, abgesehen von einigen wenigen Fällen. Sie lehnt Akupunktur, Homöopathie etc. keineswegs ab, betont aber, dass es zunächst gilt, hebammenspezifische, geburtshilfliche Kenntnisse zu erwerben und anzuwenden. Therapiemöglichkeiten aus anderen Disziplinen sind wichtig und oft förderlich, dürfen jedoch nicht zuungunsten originärer Hebammenkunst hervorgehoben werden.

Mit ihren Kenntnissen der Mechanik des Geburtsprozesses und der aufrechten Gebärpositionen hat Jean Sutton es geschafft, die Verlegungsrate in der kleinen Entbindungsstation, die sie 11 Jahre lang leitete, auf ein Minimum zu reduzieren (von 40% auf 10%), ebenso wie die Rate der Zangen- und Saugglockengeburten.

Jean Sutton hat weitreichende Untersuchungen von Säuglingen in Zusammenarbeit mit Ophthalmologen, Radiologen, HNO-Fachärzten und Neurologen durchgeführt und ist dabei auf die Zusammenhänge zwischen der klassisch ausgeführten Geburtshilfe (Rückenlage, Zug am Kopf, Schulterdystokie u.a.) und Schäden beim Kind wie Sehnerv- oder Hörnervschädigungen, KISS-Syndrom, motorische und neurologische Behinderungen und viele andere gestoßen. Einige dieser Schädigungen ließen sich später radiologisch belegen.

Während alle Welt sich Sorgen um die eigentlich sehr feste Schädeldecke des Feten macht, die angelegt ist, sich zu konfigurieren und einigem Druck standzuhalten, möchte Jean Sutton das Augenmerk auf die knöchernen Strukturen des Gesichts und die Unterseite des Schädels richten, dorthin wo lebenswichtige Nerven und Gefäße verlaufen.

Ihrer Meinung nach hat der menschliche Fetus das Wissen und die Möglichkeit, die Geburtswege erfolgreich zu passieren, wenn wir ihn nur ließen und die Frauen nicht in unsinnige Lagen brächten und falsche Kenntnisse an sie weitergeben würden. Schulterdystokien braucht es ihrer Meinung nach überhaupt nicht zu geben, eine Meinung, die viele Hausgeburtshebammen aus Erfahrung teilen. Pressen, erst recht forciertes Pressen, ist nicht notwendig, solange die gebärende Frau die Möglichkeit hat, den „fetal ejection reflex" zu entwickeln und dabei nicht gehemmt wird. Keine Frage, dass sich dadurch die Notwendigkeit des Dammschutzes erübrigt.

Für viele Hebammen, die nach den klassischen geburtshilflichen Methoden arbeiten und auch nur diese kennen und sich mit ihnen sicher fühlen, sind die Erkenntnisse Jean Suttons und ihrer Mitstreiterinnen neu und befremdlich. Vergegenwärtigen wir uns aber einmal die zahlreichen Interventionen und ihre oft drastischen Konsequenzen für viele Mütter und unzählige Säuglinge, so ist es an der Zeit, sich einmal mit anderen Methoden zu beschäftigen.

Dieses Buch ist eine erste Einführung in die Arbeit von Jean Sutton und von BIRTH CONCEPTS. Es bleibt zu hoffen, dass weitere Artikel und Handbücher, speziell auch für Hebammen und GynäkologInnen, folgen werden.

Jenny K. Toussaint, Hebamme und Dipl.-Psychologin

Die Autorinnen

Jean Sutton

Jean Sutton ist Mutter von vier erwachsenen Kindern und stammt aus einer Familie von Farmern und Ingenieuren in Neuseeland. Sie begann ihre Karriere als Hebamme dort mit 17 Jahren als Schwesternhelferin an einem ländlichen Entbindungskrankenhaus. Bald darauf absolvierte sie ihre Ausbildung zur Krankenschwester, blieb jedoch nach ihrer Qualifizierung in Entbindungskrankenhäusern tätig. Das Familienleben unterbrach ihre Karriere für einige Jahre, bis sie eine weitere Ausbildung zur regulären Hebamme ablegen konnte. 1980 wurde Frau Sutton Leitende Krankenschwester / Hebamme eines kleinen Entbindungskrankenhauses in einem ländlichen Gebiet, eine Position, die sie 11 Jahre lang innehatte.

Ihr Engagement für das ungeborene Kind während des Geburtsprozesses brachte sie dazu, die Beziehung zwischen dem weiblichen Becken und dem kindlichen Kopf 40 Jahre lang aus der Perspektive einer Ingenieurin zu betrachten und zu erforschen. Ihre Beobachtungen, sorgfältig zusammengetragen aus detaillierten anatomischen Studien und alten Hebammenlehrbüchern, haben vielen Frauen dabei geholfen, normale und unkomplizierte Geburtserfahrungen zu machen. Jean Suttons bahnbrechendes Konzept, das wir als die Optimierung der Kindslage kennen, versucht, schwangeren Frauen hilfreiche Positionen beizubringen, die das ungeborene Kind ermutigen, sich in die optimale Position für die Wehenarbeit und die Geburt einzustellen.

Pauline Scott

Pauline Scott ist Mutter von drei Kindern und eine qualifizierte Geburtsvorbereiterin. Sie erhielt ihre Ausbildung beim National Childbirth Trust in London, als sie dort in den 80-er Jahren lebte.

Nach ihrer Rückkehr nach Neuseeland 1983 war sie Mitbegründerin des New Zealand Active Birth Movement. Nachdem sie 1985 eine landesweite Reise von Janet Balaskas und von Dr. Michel Odent im Jahr 1988 organisiert hatte, engagierte sich Frau Scott mehr für politische Themen, wie z.B. die Autonomie der Hebammen und die direkte Ausbildung zur Hebamme (statt vorher eine Ausbildung zur Krankenschwester absolvieren zu müssen – Anm. der Ü.). Sie arbeitete auch weiterhin als Geburtsvorbereiterin für das Parents Centre New Zealand und den Hausgeburtsverband.

Heute arbeitet sie teilweise als Beraterin im Gesundheits- und Behindertenbereich, schreibt Bücher und produziert Videos über Geburt und Hebammenarbeit.

Literatur

Zur Anatomie

William Smellie's Anatomical Tables: First printed 1754. Our copy reproduced by the University of Auckland, New Zealand 1971

Grey's Anatomy:numerous reprints

A Colour Atlas of Human Anatomy: RM McMinn, RT Hutchings – Wolfe Medical Publishers 1977

Atlas of Human Anatomy: Frank Netter MD, Ciba-Geigy Corp. – Printed USA 1989

Zu Prozentzahlen der verschiedenen Kindslagen bei Geburtsbeginn

Guernsey HN MD: The Application of the Principles and Practice of Homeopathy to Obstetrics. – B. Jain Publishers, New Delhi. Reprinted 1983 USA

Green GH BSc MB FRCOG – Introduction to Obstetrics – NM Peryer, New Zealand 1972

Corkill TF MC MD FRCP (Ed) FRCOG – Lectures on Midwifery and Infant Care – Published Whitcombe and Tombs Ltd, New Zealand 1980

Carter GB BSc SRN SCM MTD & Dodds GH MD FRCS FRCOG – A Dictionary of Midwifery and Infant Care – Published Faber & Faber 1953

Mudaliar AL MD LID DSc DCL(Oxon) FRCOG FACS FRCP & Krishna Menon BA MD FRCOG FAMS – Clinical Obstetrics. Published Orient Longman Ltd 1972

Johnstone RW MA MD FRCSE MRCPE FRSE: The Midwife Textbook, Professor Emeritus of Midwifery and Diseases of Women, University of Edinburgh

Myles MF SRN SCMHV Cert. Sister Tutor Cert. Mtd: Textbook for Midwives, E & S Livingstone Ltd. First Published 1953
Burnett CWF: Anatomy & Physiology of Obstetrics – Published Faber & Faber 1969
Molloy HCMD MSc: Evaluation of the Pelvis in Labour – Published WB Saunders

Sachregister